Karl Jaspers
Der Arzt im te

SERIE PIPER

Zu diesem Buch

Karl Jaspers war ursprünglich Arzt und Psychiater, danach Professor für Psychologie und schließlich Professor für Philosophie. Wie kaum ein anderer Philosoph dieses Jahrhunderts kannte er die Probleme des Arztseins im technischen Zeitalter aus eigenem Erleben. Ebenso war ihm als chronisch Krankem die prekäre Rolle des Patienten eine alltägliche Erfahrung. Jaspers' Schriften zum Arztsein sind geprägt von dem humanen Anliegen, die Medizin von allen modischen Magien zu befreien und dadurch die Würde des Patienten wieder herzustellen. Vor allem in seiner Kritik der psychotherapeutischen Verfahren kämpfte er gegen die Spuren solcher Magie und wurde damit ein früher, philosophisch begründeter Kritiker Freuds und seiner Nachfolger.

Karl Jaspers, am 23. Februar 1883 in Oldenburg geboren, studierte Jura, Medizin und Psychologie. Ab 1916 Professor für Psychologie, ab 1921 für Philosophie an der Universität Heidelberg. 1937 wurde er – bis zu seiner Wiedereinsetzung 1945 – seines Amtes enthoben. Von 1948 bis 1961 war er Professor für Philosophie in Basel, wo er am 26. Februar 1969 starb. Jaspers gilt als einer der Hauptvertreter der Existenzphilosophie. Sein Werk liegt im Piper Verlag vor.

Karl Jaspers
Der Arzt im technischen Zeitalter

Technik und Medizin
Arzt und Patient
Kritik der Psychotherapie

Piper München Zürich

Von Karl Jaspers liegen in der Serie Piper außerdem vor:
Einführung in die Philosophie (13)
Kleine Schule des philosophischen Denkens (54)
Die maßgebenden Menschen (126)
Die Schuldfrage (698)
Max Weber (799)
Wohin treibt die Bundesrepublik? (849)
Von der Wahrheit (1001)
Die großen Philosophen (1002)
Notizen zu Martin Heidegger (1048)
Freiheit und Wiedervereinigung (1110)
Die Sprache / Über das Tragische (1129)
Vernunft und Widervernunft in unserer Zeit (1199)
Briefwechsel 1920–1963 (mit Martin Heidegger, 1260)
Was ist Erziehung? (1513)
Philosophie I–III (1600)
Briefwechsel 1926–1969 (mit Hannah Arendt, 1757)
Psychologie der Weltanschauungen (1988)
Was ist Philosophie? (2282)

Über Karl Jaspers:
Jeanne Hersch: Karl Jaspers (195)

Originalausgabe
1. Auflage Juni 1986
2. Auflage November 1999

Umschlag: Büro Hamburg
Stefanie Oberbeck, Katrin Hoffmann
Umschlagabbildung: ZEFA Picture Book
Gesamtherstellung: Clausen & Bosse, Leck
Printed in Germany ISBN 3-492-20441-4

Inhalt

Die Idee des Arztes

Der priesterliche Typus des Arztes der Urzeiten, der hippokratische Arzt, der mit unbefangenem Blick für das Ganze des Menschen und dessen Lage rationell behandelt, der mittelalterliche Arzt, der autoritäre spekulative Auffassungen festhält, sie alle sind seit Jahrhunderten abgelöst durch den modernen naturwissenschaftlichen Arzt. Nicht mehr Priestertum ist seine Sache, sondern Humanität. Die hippokratische Beschränkung auf Beschreibung und Diät, die autoritär spekulative Haltung des Mittelalters sind dem unendlichen Fortschritt der naturwissenschaftlichen Forschung und ihrer märchenhaften Erfolge gewichen. Aber alle vergangenen Typen sind doch gegenwärtig, wieder wirksam, sinnvoll oder töricht.

Die Grundauffassung des Arztseins der letzten Jahrhunderte war diese: Die Krankheit ist ein Naturvorgang, der den Leib befällt. Der Kranke muß mit ihm fertig werden. Der Arzt steht mit ihm diesem unerwünschten Naturvorgang gegenüber. In Einmütigkeit mit dem Patienten hilft er auf Grund naturwissenschaftlich begründeten Könnens. Der Patient wird belehrt, weiß dann, worum es sich handelt und wirkt mit bei der sinnvollen Durchführung der Therapie. Er stimmt zu, läßt sich im Zweifelsfalle überzeugen oder verwirft den vorgeschlagenen ärztlichen Eingriff.

Dies ärztliche Handeln steht auf zwei Säulen: einerseits der naturwissenschaftlichen Erkenntnis und dem technischen Können, andererseits auf dem Ethos der Humanität. Der Arzt vergißt nie die Würde des selbstentscheidenden Kranken und den unersetzlichen Wert jedes einzelnen Menschen.

Die Wissenschaft wird weitergegeben durch die Lehre, ausdrücklich, in breitestem Umfang. Die ärztliche Humanität dagegen wird überliefert durch die ärztliche Persönlichkeit, unmerklich in jedem Augenblick durch die Weise des Handelns, des Sprechens, durch den Geist einer Klinik, durch diese still und unausgesprochen gegenwärtige Atmosphäre des ärztlich Gehörigen. Die Lehre ist zu planen. Sie wird klarer, didaktischer. Die wissenschaftliche Forschung vermehrt das Wissen und Können, sie wird kritischer und methodischer. Die Humanität dagegen ist nicht zu planen. Sie entfaltet sich ohne grundsätzlichen Fortschritt neu in jedem Arzte, in jeder Klinik durch die Wirklichkeit des ärztlichen Menschen selber. Für sie gilt die Regel, die der große englische Arzt Sydenham im 17. Jahrhundert aussprach: »Niemand ist anders von mir behandelt worden, als ich behandelt sein möchte, wenn ich dieselbe Krankheit bekäme.«

Diese schöne und einfache Auffassung ist durch die neueren Entwicklungen in Frage gestellt.

Nicht rückgängig zu machen ist die Spezialisierung. Die Steigerung des Könnens hat die Tendenz, den Spezialisten an bestimmte Denkweisen zu bannen. Ein Patient wird der langen Reihe von spezialistischen Untersuchungsmethoden und Behandlungen unterworfen, die aber ihren guten Sinn schädigen, wenn sie nicht aufgenommen werden von dem führenden Blick eines Arztes, der den ganzen Menschen in seiner realen Situation vor Augen hat.

Der wissenschaftlichen Spezialisierung entspricht die Umgestaltung des Unterrichts. Ein Aggregat von Spezialfächern tritt an die Stelle der Schulung im biologischen Denken überhaupt. Die Zeit des Studenten ist durch die Studienpläne so besetzt, daß tiefere Besinnung verhindert wird wegen der Zerstreuung in das Vielerlei des zu Lernenden. Die geistigen Impulse der Jugend, die der Freiheit bedürfen, werden gelähmt durch die Führung des Studiums am Gängelbande der Lehrpläne und durch die enorme Beanspruchung des Gedächtnisses. Die Examina prüfen immer weniger die Urteilskraft, die schon im Unterricht keineswegs entsprechend der Menge der Kenntnisse geübt wird. Es gibt heute echte und großartige biologische Anschauungsweise. Die allgemeine Tendenz scheint aber entgegengesetzt. Man erzieht auf der ganzen Welt Leute, die sehr viel wissen, partikulare

Geschicklichkeit gewonnen haben, deren selbständiges Urteil aber, deren Kraft zu forschender Ergründung ihrer Kranken gering ist.

Diese Tendenzen zur Spezialisierung und Verschulung sind die allgemeinen Tendenzen des Zeitalters. Überall erwächst aus der Technik der großen Betriebe, dem Umgang mit Massen die Nivellierung, in der die Menschen zu Teilen einer Maschinerie werden. Die Kraft des Urteils, der Fülle des Sehenkönnens, die persönliche Spontaneität werden in der Verapparatisierung gelähmt.

Auch das Verhältnis von Arzt und Kranken wird hineingezogen in den Großbetrieb. Die Unumgänglichkeit des Kassenwesens und der gewaltige Umfang der Kliniken bedrohen die ursprüngliche Beziehung des einzelnen Arztes zum einzelnen Kranken.

Arzt zu sein ist aber heute so schwer nicht nur wegen dieser allgemeinen Tendenz des Zeitalters, sondern dazu noch wegen der unlösbaren Fragen, die jederzeit im Arztsein als solchem auftreten, nur heute in neuer Gestalt. Werfen wir auf sie einen Blick.

Das Verhältnis von Arzt und Patient ist in der Idee der Umgang zweier vernünftiger Menschen, in dem der wissenschaftliche Sachkundige dem Kranken hilft.

Das bedeutet: Der vernünftige Mensch will und kann begreifen und dementsprechend sich verhalten, wenn der Sachverständige ihn informiert.

Es bedeutet ferner: Der vernünftige Kranke will Therapie nur, sofern eine wissenschaftlich begründete, also echte Therapie möglich ist. In den anderen, zahlreichen Fällen will er nur Diagnose und Beobachtung, damit im gegebenen Falle ein wirksamer therapeutischer Eingriff nicht versäumt werde. Für den vernünftigen Kranken und Arzt gilt der Grundsatz: So wenig wie möglich eingreifen, Beschränkung auf rationell begründete Mittel.

Dies Ideal setzt voraus, daß Arzt und Kranker beide in der Reife der Vernunft und Menschlichkeit leben. Sprechen wir zunächst vom Kranken.

Mancher Kranke bringt die Voraussetzung der Vernunft nicht

mit. Er geht zum Arzt, weil er unter allen Umständen behandelt werden will. Die Konsultation endet seiner Erwartung gemäß in jedem Fall mit Anweisungen. Der Drang, ständig behandelt zu werden, die Angst derer, die von irgend etwas geheilt sein wollen, die Beanspruchung des Arztes durch Forderungen, die unerfüllbar sind, erzwingt die Entfaltung von Behandlungsmethoden, die nicht rationell wirksam sind. Ein berühmter Pharmakologe sagte vor dreißig Jahren in seiner Heidelberger Antrittsvorlesung überspitzt etwa: »Wir haben ein Dutzend wirksamer Heilmittel; das Übrige ist Produkt der Angst der Kranken und der Interessen der pharmazeutischen Industrie.«

Der Kranke will ferner eigentlich nicht wissen, sondern gehorchen. Die Autorität des Arztes ist ihm ein erwünschter fester Punkt, der ihn eigenen Nachdenkens und eigener Verantwortung überhebt. »Mein Arzt hat angeordnet«, ist die bequemste Befreiung.

Der Kranke will auch, wenn es ernst wird, wenn das Leben bedroht oder nach menschlicher Voraussicht schon verfallen scheint, es gar nicht wissen. Falls er das Gegenteil sagt, begehrt er Beruhigung, nicht Wahrheit.

Weil der Mensch als Kranker so oft nicht vernünftig, sondern unvernünftig und widervernünftig ist, muß sich die ideale ärztliche Beziehung notwendig verkehren.

Was zunächst die rückhaltlose ärztliche Wahrhaftigkeit betrifft: Anspruch auf Wahrheit hat nur der Kranke, der fähig ist, die Wahrheit zu ertragen und mit ihr vernünftig umzugehen. Der vernünftige Kranke nimmt teil an der Ungewißheit. Dazu gehört die Kraft, vermöge des im Wissen noch Ungewissen, auch bei böser Prognose den Raum des Möglichen nicht völlig preiszugeben; z. B. 1927 wurde der Kranke, der an perniziöser Anämie kurz vor dem Tode stand, wider alle Voraussicht durch die aus Amerika kommende Lebertherapie gerettet. Der Arzt pflegt auch bei der schlimmsten Prognose diesen Spielraum des Möglichen festzuhalten mit der Wendung: »wenn nicht ein Wunder geschieht.« Nur die Vernunft im Bunde mit der Transzendenz gewährt diese Kraft, das Nichtwissen in allem Wissen nicht nur theoretisch, sondern praktisch zu bewahren. Die Angst aber will gegen alle Vernunft Gewißheit. Die Folge ist, daß der Arzt nicht jedem Kranken jederzeit sein Wissen mitteilen kann.

Wenn aber im Kranken gar etwas wie eine radikale Widervernunft wirksam ist, dann kann jenes Arztideal noch weniger wirklich bleiben. Dieser Tatbestand wird fühlbar in dem Bereich der Erscheinungen, die dem naturwissenschaftlichen Denken die größten Schwierigkeiten machen: bei den Umsetzungen aus der seelischen in die körperliche Sphäre. Es treten körperliche Krankheitserscheinungen auf, die mit den Kategorien naturwissenschaftlichen Denkens nicht angemessen aufgefaßt werden.

Was der Kranke von seiner Krankheit denkt, erwartet, befürchtet, wünscht und hofft, das scheint ein Faktor im Krankheitsverlaufe selbst zu sein. Was der Arzt sagt und tut, faßt der Kranke auf seine Weise auf. Der Arzt hat nicht nur die Verantwortung für die Richtigkeit seiner Aussagen, sondern auch für deren Wirkung auf den Kranken in dessen getrübter, widervernünftiger Seelenlage. Der Arzt kann gar nicht in der Gemeinschaft offener Vernunft mit dem Kranken stehen.

Dies nun wurde im Zeitalter der großen naturwissenschaftlichen, therapeutisch so segensreichen Entdeckungen fast vergessen, manchmal unwillig beobachtet. Worum es sich da handelte, das lag doch außerhalb der Würde der ärztlichen Therapie. Die Krankheitserscheinungen hießen nervös oder hysterisch. Es waren keine richtigen Krankheiten. Man wurde mit ihnen irgendwie fertig, aber ohne die Grundlage einer Forschung.

Gegenüber dieser ärztlichen Selbstgewißheit, mit der der Bereich neurotischer Störungen als eigentlich nicht zur Medizin gehörig beiseite geschoben wurde, begannen seit Beginn des Jahrhunderts andere Erwägungen: Albert Fraenkel sprach damals von dem »Arzt als Krankheitsursache«. Bei den Unfallneurosen wurde die Aufmerksamkeit auf einen seelischen Faktor der Erkrankung gelenkt. Die Psychotherapie bei nervösen Erscheinungen wurde durch Dubois und andere Nervenärzte begründet. Diese sinnvolle Sache gegenüber Krankheitserscheinungen, vor denen man mit naturwissenschaftlichen Mitteln ratlos blieb, war das Thema auch in den Studien von Breuer und Freud von 1896. Menschenfreundliche Ärzte erreichen glückliche Wendungen in hoffnungslos aussehenden Fällen durch intuitiven Zugriff oder durch geduldige Mühe. Aber so war es immer. Man ist dieser Erscheinungen nicht in höherem Maße therapeutisch Herr geworden als vor fünfzig Jahren. Nur kennt man sie viel anschaulicher in ihrer Vielfachheit.

Die Spezialisierung, die Verschulung des Unterrichts, die Tendenzen des Zeitalters im Massenbetrieb, die naturwissenschaftliche Ratlosigkeit vor dem Psychischen, alle diese Momente haben das heutige Arztsein mitbestimmt. Sie hatten zum Ergebnis eine bei Ärzten und Kranken verbreitete Unzufriedenheit.

Es ist merkwürdig, daß im Kontrast zur außerordentlichen Leistungsfähigkeit der modernen Medizin nicht selten eine Stimmung des Versagens auftrat. Die Entdeckungen der Naturwissenschaften und Medizin haben zu einem nie dagewesenen Können geführt. Aber es scheint, als ob es für die Menge der kranken Menschen immer schwerer wurde, ihren für den einzelnen Menschen rechten Arzt zu finden. Man könnte meinen, die guten Ärzte würden seltener, während Wissenschaft als Können ständig wachse.

Bleibt nichts übrig, als diesem Lauf der Dinge zuzusehen, gelegentlich erschreckt, dann resigniert?

Am lautesten fordern die psychotherapeutischen Glaubensbewegungen eine radikale Erneuerung, ja, Verwandlung des Arztwesens. Durch Freud setzte eine Bewegung ein, die unter dem Namen der Psychoanalyse den Sinn der Psychotherapie von Grund aus verwandelte.

Erstens erweiterte die Analyse innerhalb der Medizin ihren Anspruch. Nicht nur Neurosen, nicht jene früher als abseitig betrachteten Erscheinungen allein, sondern alle Krankheiten macht sie sich unter dem Namen der Psychosomatik zum Gegenstand. Nicht weniger als eine Revolution der Medizin ist heute ihr Ziel.

Zweitens schritt sie weit über die ärztliche Aufgabe hinaus. Sie bot sich nicht nur den Kranken, sondern jedem Menschen an. Der Mensch als Mensch ist krank. Jedem dient es zu seinem Heile, sich der Analyse unterziehen zu lassen.

Heute treten prominente Ärzte auf, die den Kranken zum Sinn seines Lebens führen wollen. Denn in aller Krankheit, ob es sich um Neurosen handelt oder Infektion oder Karzinom, sehen sie eine Symbolik. Diese zu verstehen und die durch sie kundgegebenen Probleme der kranken Seele zu lösen, das sei die ärztliche Aufgabe. Jores erklärte in seiner Hamburger Rektoratsrede: »Krankheit ist Folge der Sünde«, sie tritt auf zum »Heil der Seele«, sie hat ihre Rolle »zum Reifwerden« und muß als solche vom Arzt begriffen werden.

Trotz vieler richtiger Beobachtungen Freuds und mancher guter Beobachtungen seiner Nachfolger ist hier grundsätzlich etwas geschehen, das nicht nach jenen einzelnen Richtigkeiten, sondern im Sinn des Ganzen selber begriffen und beurteilt werden muß. Was manche Ärzte ausgesprochen haben und was auch von mir andernorts begründet wurde, darf ich in Kürze formulieren:

Hier ist die Idee des Arztes überschritten und zugleich verloren. Psychotherapeutische Bewegungen, zwar auf ärztlichem Boden erwachsen, haben sich von ihm losgelöst und werden Glaubensbewegungen dieses ratlosen Zeitalters.

Ärztliche Heilung ist nicht das Bringen des Seelenheils. Die Vermengung von Arzt und Seelsorger muß die Aufgabe beider verwirren. Eine Modernität leer gewordener Menschen läuft vergeblich Heilserwartungen nach, die solche Psychotherapeuten erwecken. Das ärztlich Mögliche wird versäumt, das seelisch Begehrte nicht erreicht.

Die großen Dinge geschehen still. Vielleicht hat die mögliche Erneuerung der Idee des Arztes ihren bevorzugten Ort heute beim praktischen Arzt, der ohne Autorität von Klinik und Amt mit dem Kranken in dessen wirklichem Leben zu tun hat. Hier kann für den Blick des Arztes, der den Menschen sieht, all das, was Spezialisten vermögen und was ohne die Einrichtungen des Krankenhauses sich nicht verwirklichen läßt, zu den einzelnen Maßnahmen werden, die er, wenn er zu ihnen rät, durch die Führung des Ganzen in der Hand behält. Dieser ärztliche Blick hat den Sinn für die Situationen. Er hat die Sorge für die Natürlichkeit des Menschen in seiner Umwelt. Er läßt die Untersuchung des Kranken sich nicht auflösen in ein Aggregat der Untersuchungsresultate von Laboratorien, sondern er vermag dies alles abzuschätzen, zu nutzen und unterzuordnen. Er läßt diese diagnostischen Methoden in ihren Grenzen zur Geltung kommen, aber verliert sein Urteil nicht an sie. Er kennt die imponierenden modernen therapeutischen Maßnahmen, aber er weiß sie im Range ihrer Wirksamkeit zu unterscheiden. Ihm ist wieder etwas von der hippokratischen Haltung eigen, die den Lebenslauf ins Auge faßt, die den Umgang des Kranken mit seiner Krankheit zu gestalten vermag. Er kennt die bleibende Bedeutung der hygienischen und diätischen Ordnungen. Er gewinnt durch die Dauer der Zeit jenes persönliche Verhältnis zum Kranken, in dessen Klarheit das Sterben leichter wird.

Man kann es für eine Utopie erklären, die alte Idee des Arztes, wie sie im Hausarzt verkörpert war, erhalten zu wollen. Sie verschwindet, weil die Menschen überhaupt, also auch die Kranken und Ärzte, anders werden. Sie sind immer weniger fähig, Kranke und Ärzte im alten Sinne zu sein.

Aber ist das wirklich wahr, endgültig? Ist nicht auch eine Wirklichkeit ersten Ranges heute, daß Kranke jetzt wie immer in Gestalt des praktischen Arztes ihren eigentlichen Arzt suchen und finden? Wird nicht eine nüchterne, warmherzige, wissende Gestalt des persönlichen Arztseins bleiben und in kommenden Generationen immer von neuem entstehen?

Die Antwort auf solche Frage ist analog, ob es sich um den Arzt, um den Lehrer, um den Pfarrer, um Politik, um den Arbeitsbetrieb handelt. Wer die schaurigen Entwicklungsmöglichkeiten für unausweichlich hält, dem ist zu sagen: Niemand kann diese Unausweichlichkeit gewiß wissen, aber jedenfalls fördert seine Meinung das Schlimme, was er voraussagt. Laut sprechen in den eigentlich menschlichen Forderungen die Gegeninstanzen. Ein übermächtig Wirkliches, gegen das ein Widerstand im Augenblick unwirksam scheint, ist darum keineswegs dauernd wirklich. Der Verstand sagt immer das Negative voraus; das Positive muß hervorgebracht und kann nicht vorausgesagt werden. Es kommt aber nicht von selbst, daher hat es einen Sinn für jeden, zu fragen, wofür er in seinem Berufe leben wolle, wo er standhalten wolle. Niemand weiß, was am Ende gelingt.

Angesichts all der Torheit, des anspruchsvollen Eigennutzes, der Bequemlichkeit, der Unredlichkeit so vieler Kranker steht der Arzt für seine innere Haltung vor einer Entscheidung:

Entweder kehrt er unwillig um. Er will gar keine vernünftigen

Patienten mehr. Er ist bereit, den ungeheuren Sturz unserer Zeit in der Einschätzung des Menschen mitzumachen. Er will heilen, wie man Tiere heilt. Fragen der Patienten sind schon lästig. Oder der Arzt will sich trotz allem an die Vernunft im Kranken wenden und ihr Genüge tun.

Und dann die zweite Entscheidung: Entweder vertraut er sich der unklaren Situation an, in der er sich zum Bringer des Heils der Seele steigern läßt, unmerklich die naturwissenschaftlichen Möglichkeiten geringer schätzt und schließlich versäumt. Oder er folgt der alten Idee des Arztes, die auf Wissenschaft und Humanität sich gründet. Sie ist mit der Wissenschaft selbst eine ewige Idee. Aber sie besteht nicht von selbst, sondern bedarf ständiger Erneuerung. Sie muß ihre Gestalt finden unter den neuen Bedingungen des technischen Massendaseins. Sie kann überall durch einen Arzt, der er selbst ist, wirklich sein.

Versuchen wir zum Abschluß einen Blick auf die Idee einer solchen modernen Arztpersönlichkeit.

Wer möchte sagen, wie der Arzt sein soll! Das Ideal ist jedenfalls nicht so einfach, wie das zu Anfang gezeigte der vernünftigen Gemeinschaft mit dem Kranken, sondern steht auf dem Grund der Erfahrungen alles Versagens, der Kranken und seiner selbst.

Der Arzt wird ein Wissender. Er sieht die Grenzen des Menschen, seine Ohnmacht, sein unendliches Leiden. Er sieht die Geisteskrankheiten, diese furchtbare Tatsache unseres Menschendaseins. Er steht täglich vor dem Tode. Von ihm wird erwartet, nicht nur, was er leisten, sondern auch, was er nicht leisten kann. Die Welt verlangt von ihm jede Hilfe, und sie verlangt noch mehr. Sie möchte vergessen, möchte einen wohltätigen Schleier über das Unheil, möchte die Selbsttäuschungen der gequälten Kreatur. Der Arzt kommt dem Nichtwissenwollen entgegen. Schweigen in seinem menschenfreundlichen Sprechen, Zulassen der Unwahrheit, ja, ein Verhalten, das wie eine Verleugnung der Gefahr, wie ein Ausreden des Todes aussehen kann, muß er – widerstrebend – vollziehen.

Er täuscht sich nicht über die Wirklichkeit des Schrecklichen, aber hält es für sinnvoll, in seinem Berufe vernünftig zu tun, was zur Hilfe für leidende und sterbende Menschen möglich ist, auch wenn es verschwindend scheint im Strom des Unheils. Er verbindet die kleine Wunde, während durch Menschen ständig größere gerissen werden. Er sorgt für die Erhaltung des einzelnen Lebens, während Leben in Millionen durch Menschen vernichtet wird.

Eine Haltung der scheinbaren Unbetroffenheit braucht gerade der Arzt, welcher der ergriffenste ist. Er gewinnt die Kühle im Zusehen, auch in der eigenen Gefahr. Mancher große Arzt bewährte sich, indem er die eigene Krankheit beobachtete und erkannte in Ruhe bis zum Tode. Dieser Ruhe entspringt das Sehen, das eindringt, ohne durch Tränen die Klarheit des Blickes zu verlieren – ihr wird das Operieren möglich, das die Hand nicht zittern läßt. Es ist ein hoher Anspruch, daß in der Kühle das Herz wach bleibt.

Der Arzt sieht die Grenzen seines Könnens. Er kann den Tod nicht abschaffen, wenn er heute auch das Leben in einer noch nie dagewesenen Weise zu verlängern vermag. Er kann die Geisteskrankheiten nicht abschaffen, wenn er auch in bestimmten Fällen zu helfen vermag. Er kann das Leiden nicht abschaffen, wenn er es heute auch über alle früheren Maße hinaus zu lindern vermag. Trotz aller Erfolge ist dem Arzt fühlbarer, was er nicht kann, als das, was er kann.

Es gehört zu seinem Wesen, menschenfreundlich zu handeln, auch wo er nicht heilen kann, und noch dem hoffnungslosen Kranken beizustehen. Der Arzt bringt dem Geisteskranken eine Gesinnung entgegen, die ihm gebietet, dem Unglücklichen, den er nicht gesundmachen kann, noch das Maximum von Lebensmöglichkeit zu geben, in ihm noch den Menschen zu ehren.

Sein Beruf ist ein Beruf ständiger Enthüllungen. Der Arzt muß anders werden, wie Menschen sonst sind. Die Verführung angesichts all des Grauens ist groß:

Er kann zum Skeptiker werden, der alles Unheil und alle Schwächen sieht und am Ende Zyniker wird aus Ekel.

Er kann Naturalist werden, der nichts sieht als das kausale Geschehen, die Erbarmungslosigkeit der Natur und das Unverhoffte der zufälligen Wendungen, das ständige Werden und Vergehen, in dem jeder Einzelne völlig gleichgültig ist.

Er kann ein Ungläubiger werden: Es gibt nichts anderes als diesen endlosen Kreislauf des Elends. Wenn er alle die für eine harmonische Weltanschauung unbequemen Tatsachen sieht, so kann ihm die Gottheit verschwinden.

Skepsis, Naturalismus, Glaubenslosigkeit sind die inneren Gefahren, vor denen vielleicht jeder Arzt gestanden hat. Wie er sie überwindet, das erst macht die Tiefe seines menschlichen Blickes, die Energie seines Hoffens, seine Leidenschaft trotz allem, von der man sagen kann: Noch am Grabe pflanzt er die Hoffnung auf.

Dann bleibt er unbeirrbar durch die Schrecken, im Vertrauen zu einem unbedingten Grunde, aus dem jede Hilfe unter Menschen, jeder Akt der Liebe, schon bloßer Menschenfreundlichkeit ein unersetzliches Gewicht hat.

Dann vermag der Arzt zu ertragen, daß die Skepsis sein Lebenselement bleibt, das nicht zerstört, sondern vor Täuschungen bewahrt, der Naturalismus, soweit er die Realitäten sehen lehrt, die Glaubenslosigkeit, sofern er jeden magischen, abergläubischen Glauben fallen läßt.

Aber daß er sein Wissen um die Entschleierungen des Menschen so oft allein tragen soll, kann ihn zur Menschenverachtung verführen. Nur wenn er seine ursprüngliche Güte bewahrt und das Wissen um den Bruch des Menschseins selbst, damit um seine eigene Hinfälligkeit und das eigene Ungenügen, vermag er auch dieser Gefahr eines ruinösen Überlegenheitsgefühls zu entgehen.

Daher gewinnt der Arzt erst auf Grund seiner ständigen Selbsterhellung mit der Distanz zu sich selbst und zum Kranken zugleich seine Reife.

Berühmt ist der Satz des Hippokrates: »Iatros philosophos isotheos.« Der Arzt, der Philosoph wird, wird einem Gotte gleich. Damit ist nicht etwa der philosophisch bloß Lehrende gemeint, sondern der handelnde Arzt, der mit seinem Arztsein denkend unter ewigen Normen im Strom des Lebens Philosoph ist – das ist schwer. Es kann über seine Seele wohl unbemerkt ein Schleier sich legen angesichts von allem, was er in Kauf nehmen muß: Das schließliche Nichtkönnen bei seinem grenzenlosen Willen, zu helfen, die Ohnmacht vor so vielem Schrecklichen, das Schweigen, um den Trug der Selbsttäuschung nicht anzutasten (da er die rettende Gnade des Glaubens nicht zu geben vermag), das Nichtwissen im Ganzen, das ihm verwehrt, Heiland zu sein, als den so viele Kranke heimlich ihn begehren.

Das Höchste, was ihm hier und da gelingt, ist Schicksalsgefährte zu werden mit dem Kranken, Vernunft mit Vernunft, Mensch mit Mensch, in den unberechenbaren Grenzfällen einer zwischen Arzt und Kranken entstehenden Freundschaft.

Dann darf man fragen, ob nicht die ärztliche Persönlichkeit auf eine legitime Weise selber zu einer heilenden Kraft wird, ohne Zauberer oder Heiland sein zu müssen, ohne daß Suggestion, ohne daß irgendeine andere Täuschung vorliegt. Die Gegenwart einer Persönlichkeit, in ihrem Willen zum Helfen einen Augenblick ganz für den Kranken da, ist nicht nur unendlich wohltuend. Das Dasein eines vernünftigen Menschen mit der Kraft des Geistes und der überzeugenden Wirkung eines unbedingt gütigen Wesens weckt im anderen, und so auch im Kranken, unberechenbare Mächte des Vertrauens, des Lebenwollens, der Wahrhaftigkeit, ohne daß darüber ein Wort fällt. Was der Mensch dem Menschen sein kann, erschöpft sich nicht in Begreiflichkeiten.

Entscheidend ist der Arzt, dem sein ärztliches Wesen wie ein Geschenk des Himmels zuteil wurde. Die ärztliche Persönlichkeit ist das nie zu Fordernde, nie zu Planende. Sie ist das, wodurch die lernbaren therapeutischen Mittel erst ihre Führung haben. Ich glaube, wir alle kennen solche Ärzte, und in jedem Arzt, der sich zu seinem Berufe geboren weiß, ist solches wirksam.

Arzt und Patient

1. Die moderne Vorstellung von Krankheit sieht diese als einen Naturvorgang. Krankheitsdämonen gibt es nicht. Die Behandlung vollzieht sich so, daß Arzt und Patient einmütig tun, was diesen unerwünschten Naturvorgang so lenken kann, daß der Leib gesund wird oder daß bei Nichtheilbarkeit der Vorgang so günstig wie möglich verläuft. Die ärztliche Therapie ruht auf zwei Säulen: der naturwissenschaftlichen Erkenntnis und der Humanität. Der Arzt ist der Sachkundige, der sein Wissen und Können dem Patienten zur Verfügung stellt, handelnd zugleich und ihn belehrend. Die Voraussetzung ist, daß beide, Arzt und Patient, vernünftige Wesen sind, die sich einem Naturvorgang, ihn erkennend und behandelnd, gemeinsam gegenüberstellen, und die aus ihrer Humanität einig sind in der Wünschbarkeit des Ziels.

Das Verhältnis des Kranken zum Arzte mag sehr verschieden sein: mancher Kranke ist dem Arzt in grenzenlosem Vertrauen blind hingegeben; der andere steht zu ihm in mitwissendem Vertrauen wie zu einem Freunde, von dem er nichts Übermenschliches erwartet, aber auch keine Unzuverlässigkeit befürchtet. Der eine liebt den Arzt, den unendlich hilfreichen, der andere haßt ihn, weil das Arztsein mit dem Kranksein zusammenhängt, oder weil er sich vor ihm nicht zu verbergen weiß, weil er sich seiner Ohnmacht bewußt wird: dieser Kranke bleibt in der paradoxen Lage, den Arzt zu suchen, weil er ihn nicht entbehren kann, und ihn zu hassen, weil er ihn los sein möchte. Der eine denkt skeptisch wie *Montaigne*: Wenn du erkrankst, rufe keinen Arzt, denn sonst hast du zwei Krankheiten. Der andere hat eine Dankbarkeit für das dem Arzt faktisch Mögliche, wie sie seit den homerischen Zeiten wirklich ist. Bei aller Verschiedenheit des

Verhältnisses bleibt doch die Idee der Möglichkeit einer rational begründeten ärztlichen Therapie, die sich rein verwirklichen würde, wenn nur beide, Arzt und Patient, vernünftig wären.

Solche Formulierungen gelten oft als veraltet, etwa auch als typisch bürgerlich, als selbstzufrieden und irreal. Wir sehen heute zwei Tatbestände des Widerspruchs gegen sie: erstens die Verwandlung der alten Humanitätsidee in eine andere Gestalt des Grundverhaltens des Menschen zum Menschen, zweitens die Preisgabe der Humanitätsidee in der Verwandlung des Menschen zu einem beliebigen Material der Untersuchung und Gestaltung.

2. Es ist eine Humanitätsverwandlung aufgetreten, aus der etwa so gedacht wird: Die grausamen Tatsachen lassen den Entwurf des Verhältnisses von Arzt und Patient als des Verhältnisses zweier Vernunftwesen, die einmütig einen leiblichen Naturvorgang behandeln, wie einen Traum erscheinen. Es gibt weder solche Ärzte noch solche Patienten. So scheint die ihrerseits selbstgewisse Überzeugung mancher Ärzte heute zu sein.

Und zwar – so meint man – liege es nicht so, daß es sich hier zwar um ein rechtes Ideal handle, dem aber die Wirklichkeit nicht entspreche, dem sie sich jedoch annähern könnte und sollte, sondern um ein grundsätzlich falsches Ideal. Denn es gibt in Wahrheit nicht – so heißt es – dieses objektive Gegenüberstehen des Menschen zu seinem Leibe als einem Naturvorgang, der wesentlich naturwissenschaftlich zu erfassen und zu lenken ist.

Ich erinnere an Beispiele aus der letzten Zeit, Äußerungen namhafter deutscher Ärzte an Universitäten:

V. von Weizsäcker schreibt: »Es gibt in der Sprechstunde für mich heute täglich einen Kampf gegen die organische Schulmedizin. Daß nämlich die Krankheit den Sinn habe, den Betroffenen zum Sinn seines Lebens zu führen, – das einzusehen hat die naturwissenschaftliche Medizin gründlich verhindert.«

Was heißt hier Sinn? »Jeder organische Vorgang, also etwa Entzündung, Hypertonie, Abmagerung, Ödem muß als Symbol, nicht als Funktion begriffen werden.« »Die Entzifferung der Organsprache ist hier das Geschäft, die Übersetzung in das der Seele verständliche Wort die schwierige, aber lösbare Aufgabe.«

Die bisherige Auffassung der Krankheiten ist auf völlig falschen Weg geraten: »man gewöhnt sich, statt von menschlicher Bosheit von Krankheit zu reden. Alle die Umbenennungen … fingieren objektive Sachverhalte zur Bemäntelung des heiklen Kampfes um den Sinn des Lebens.«

Er meint: »Einem großen Teil des Publikums leuchtet eine unwirksame chemisch-physiologische oder physikalische Behandlung allein ein. An dieser Art des ablehnenden Widerstandes beteiligt sich ein großer Teil der Ärzte … Sie gewinnen dadurch eine Einstimmung erstens mit den Patienten, zweitens mit der Heilmittelindustrie, drittens mit einem Geist der Zeit, der ihnen wirtschaftliche Prosperität verheißt.«

Ein zweites Beispiel liefert der Internist *Jores* in Hamburg, der vor Jahren ein anerkanntes Buch über innere Sekretion geschrieben hat. Er sagt in seiner Rektoratsrede über den Sinn der Krankheit:

»Krankheit ist Folge der Sünde … Das gilt nicht nur für die Neurose, sondern auch für organische Krankheiten …« Bei der Frage, ob auch Geschwulstleiden darunter fallen, antwortet er: »Bisher wissen wir darüber nichts.« Aber auch sie sind nicht sinnlos, sie verlangen Deutung »als von Gott gesandte Versuchung«, – die Krankheit ist »zum Heil der Seele«, hat ihre Rolle »zum Reifwerden«. Das erklärt *Jores* für eine wichtige neue Erkenntnis: Die Krankheit »will etwas von uns. Krankheit hat eine Aufgabe im Leben des Menschen«.

Und was ist nun die Aufgabe des Arztes? »Wenn Krankheit nur anzeigen will, daß etwas mit uns nicht in Ordnung ist, wenn sie auch als Anruf Gottes verstanden werden will, dann kann Heilung nur auf dem Weg der Sinnerfüllung gelegen sein.« Das heißt: Der Arzt soll »nicht nur vom rein Körperlichen her helfen, sondern dem in sich verstrickten Menschen zur Sinnerkenntnis seiner Krankheit verhelfen«.

Was aber tun wir heute tatsächlich? »Das Kranksein wird dem Menschen sehr bequem gemacht … Die Pneumonie wird mit Penicillin weggespritzt, der Patient fällt aber in eine neurotische Störung, da der Sinn seines Erkrankens an Pneumonie nicht erfüllt worden ist.«

Und im Blick auf die gewaltigen Erfolge der modernen Therapie und Hygiene heißt es: »Erreicht wurde nur, daß das durchschnittliche Lebensalter erheblich heraufgesetzt wurde, ... aber die Morbidität, die Zahl derer, die krank werden, ist unverändert, ja, sie hat vielleicht sogar zugenommen.«

»Diese neue Erkenntnis« – sagt *Jores* – »bedeutet für den Arzt aus Leidenschaft eine ganz besondere Beglückung ... Sicher haben die großen Ärzte aller Zeiten nie anders gedacht ... aber der Unterschied ist, daß wir den Sinn des Krankseins nicht nur intuitiv, sondern tatsächlich und wirklich erfassen.« »Große Ärzte aller Zeiten ahnten etwas von der göttlichen Aufgabe ihres Berufes. Heute können wir sie ganz klar aufzeigen. Erst dann ist die Aufgabe des Arztes erfüllt ... wenn er dem Kranken zur Sinnerfüllung seines Lebens verholfen ... hat.« *Jores* spricht aus, »wie nahe sich Arzt und Priestertum berühren«, und sieht die Wahrheit bei den Primitiven, bei denen »beides in einer Person vereint« war.

Man kann geneigt sein, solche Entwürfe lächelnd zu verachten. Man muß sich dann aber wundern, nicht nur über die amtliche Prominenz solcher Leute, sondern mehr noch darüber, wie sie in breiten ärztlichen Kreisen ernst genommen werden. Es ist ein Problem, daß viele Ärzte – objektiv, neutral und vorsichtig – doch etwas Wegweisendes darin finden, oder unsicher sich verhalten, fast als ob man sich gewöhnt hätte, auf wissenschaftlichen Kongressen beliebigen Unsinn still anzuhören.

Es äußert sich, wenn es zu toll wird, heute allerdings einmütiger Widerspruch. Vor einigen Jahren wurde in Heidelberg ein Psychotherapeut, Dr. *Göring*, zu einigen Jahren Gefängnis verurteilt. Er hatte die Theorie, in gewissen Lebenszusammenhängen sei dem Kranken durch die Herbeiführung einer äußersten Situation der Not zu helfen, da sie den Lebenswillen erwecke. Einen Knaben hatte er zur therapeutischen Behandlung aufgenommen und im Effekt, so schien es, verhungern lassen. Die Zeugen machten vernichtende Aussagen. Schon vor dem Tode des Jungen wollte auf Anzeigen hin die Polizei einschreiten, aber zog sich vor der Autorität des Arztes alsbald wieder zurück. Bei der Verhandlung nun war Prof. *von Weizsäcker* als Sachverständiger geladen. Er sagte nach dem Zeitungsbericht aus: *Göring* handelte nicht aus bösen Motiven. »Er wollte mit seinen Mitteln dem Jungen helfen... Ich muß zugeben, daß er ein Risiko einging. Aber wer tut das nicht? Ich sehe jedenfalls kein Überschreiten der Grenze, die durch das Strafgesetzbuch gezogen ist.« Andere Psychotherapeuten hatten von *Göring* entschieden Abstand genommen. *Weizsäckers* Gutachten scheint wie eine Katastrophe gewirkt zu haben. Die Heidelberger Ärzteschaft gab eine öffentliche Erklärung ab: »Uns schien dies zunächst unfaßlich ...«, es »wäre jetzt gar unsere Aufgabe, seine Lehre gegen den Meister in Schutz zu nehmen. Doch so liegen die Dinge nicht. *Weizsäcker* ist auch heute noch der große Forscher und der große Arzt ... Seine Handlung im Prozeß ... ist allein so zu verstehen, daß er aus philosophischen Erwägungen und blind gegen die Realität so gehandelt hat ... Herr Prof. *von Weizsäcker* war als Gutachter vor Gericht am falschen Ort, weil seine auf letzte Verantwortung zielenden Gedankengänge zur Tatsachenfindung und Bewertung überhaupt nicht dienen konnten ...«

Welche Konfusion! Philosophie wird hier, durch das »und« kaum verschleiert, gleichgesetzt mit Blindheit gegen Realität – abgelehnte Bewertungen *Weizsäckers* werden einfach für Philosophie erklärt, wodurch sie daher als belanglos erledigt und entschuldigt sind. Wo es sich um die sittliche Beurteilung einer Handlungsweise handelt, wird von Tatsachenfindung geredet und wieder durch ein »und« verschleiert, – wo von Verantwortung gesprochen wird, da gibt es sogleich zwei Verantwortungen, nämlich erstens eine praktische und zweitens eine »letzte«, die praktisch eben nicht in Frage kommen soll. Hier hat die Neigung zu den medizinrevolutionären psychotherapeutischen Bestrebungen zusammen mit der Blindheit vor der Autorität einer Person zunächst ratlos gemacht und dann den Ausweg einer Ehrfurchtserklärung vor dem Meister gefunden.

Daß die Verwirrung aber so weite Kreise zieht, muß einen Grund nicht nur in menschlichen Unzulänglichkeiten, sondern auch in der Natur der Sache selber haben, aus der solche Verkehrungen verstehbar werden.

3. Die Humanitätsidee, neben der Wissenschaft die zweite Säule des modernen Arztseins, ist heute in wachsendem Umfang preisgegeben.

Es wurde Menschenexperimente angestellt, als ob es sich dabei um Tierexperimente handelt (unter dem Nationalsozialismus). Wie man sagt, kamen einige, sogar für gewisse Zwecke vielleicht nicht völlig uninteressante Feststellungen bei diesen grausigen Vorgängen heraus.

Ferner wurden therapeutische Maßnahmen ergriffen, wie die Lobotomie, bei denen eine Zerstörung der Persönlichkeit, der geisteskranken Restpersönlichkeit, in Kauf genommen wird, um eine irgendwie arbeitsfähige und bequemer zu verwaltende Kreatur zu gewinnen, die man für »gesunder« hält als den unruhigen anstaltsbedürftigen Geisteskranken.

Es wurden ferner Tierexperimente gemacht, beliebig, als ob es sich um tote Materie handle, um gleichgültiger Resultate willen, unter Verletzung der Humanität derer, die dergleichen tun.

4. Das Gemeinsame aller genannten Vorgänge scheint zu sein entweder die Verwandlung oder die Preisgabe des Humanitätsgedankens. Die Therapie und der Umgang mit dem Menschen überhaupt hat die Führung durch ein Menschenbild verloren, das in der Idee des Arztes wie in der Idee von den untilgbaren Ansprüchen jedes Menschen als Menschen in der Würde seines möglichen Vernunftseins liegt. In der Psychoanalyse wird der Mensch in seiner Freiheit zum Gegenstand vermeintlichen Wissens und unwürdigen Behandelns; in der Aktivität biologischen Eingreifens wird, über den bloßen Leib und über den Gedanken der Brauchbarkeit als Arbeitsinstrument, der Mensch selber verloren und ruiniert.

Achtlos beiseiteschieben lassen sich diese Bewegungen eines sich verlierenden Arztseins nicht. Die mit ihnen erwachsenen Fragen bedürfen um ihres Ernstes willen der Antwort.

Nur zwei Grundprobleme möchte ich näher kennzeichnen: Erstens für die Erkenntnis: welche Rolle spielt die Objektivierung? welche Weisen der Objektivierung gibt es? Zweitens für die therapeutische Aufgabe: hat der Arzt sich zum Ziel zu setzen die Heilung eines Kranken oder das Heil der Seele? oder beides?

5. Der Umsturz der bisherigen Medizin wird erkenntnistheoretisch begründet durch die Infragestellung der Objektivierung der Krankheiten. Die »Einführung des Subjekts« in die Medizin (*von Weizsäcker*), des Subjekts des Kranken wie des Arztes, als Faktoren des Erkennens wie des Handelns, verwandelt den Er-

kenntnissinn in allen Sätzen über Krankheitsvorgänge. Das alte Verhältnis des Arztes zur Krankheit als einem Objekt soll nicht mehr gelten, oder wenigstens nur einen beschränkten Geltungssinn haben, der von der neuen medizinischen Wissenschaft überschritten und eingeordnet wird. Das ist eine Position, die Außerordentliches verspricht. Ist sie überhaupt möglich oder ist sie ein philosophisch einherschreitender Unsinn, der durch Formulierung von Unmöglichkeiten die Konfusion einer neuen Therapie verschleiert?

Für uns endliche menschliche Wesen, deren Bewußtsein in der Spaltung von Subjekt und Objekt, des Denkenden und des Gedachten stattfindet, gilt allgemein der Satz: ohne Objektivierung ist kein Erkennen und kein zweckhaftes Eingreifen möglich. Für die Medizin heißt das: Wissenschaftliche Medizin reicht nur soweit, als sie etwas Objektives, ein Etwas vor Augen bekommt und dem Eingriff zugänglich macht.

Die medizinische Wissenschaft macht keineswegs Krankheiten zu substantiellen Wesen. Sie hat immer Bestimmtes und seine Beziehungen und damit Einzelnes in der Hand, weiß, daß dieses umgriffen ist von dem, was man das Ganze nennt. Der Begriff dieses Ganzen ist aber nur ein Zeiger, der verwehrt, irgendein Objekt selber schon für das Ganze zu halten, das heißt zu verabsolutieren. So kann kein Mensch als Ganzes objektiviert und damit durchschaut werden. Ihn als Ganzes zu objektivieren, läßt ihn gerade verfehlen. Alle Ganzheitsbegriffe, sofern sie etwas faßlich werden lassen, erweisen sich als Begriffe von etwas Partikularem. Der wissenschaftliche Mensch lebt in dem weiten Raum, in dem er seine Objekte findet, während dieser Raum selber, für den der Forscher unendlich offen ist, nicht Objekt wird.

Weil die Analyse das Ganze nicht erreicht, nicht ein geschlossenes System vor Augen hat, bleibt grundsätzlich jede Therapie ein durch die bisher gültige Erkenntnis begründeter Versuch. Jeder Eingriff geht aus von der Beobachtung am neuen Einzelfall und von der bisherigen wissenschaftlichen Erfahrung. Obgleich oft die Resultate fast gewiß erwartet werden dürfen, die ärztliche Therapie gerade auf Grund der naturwissenschaftlichen Objektivierungen so viele Wirkungen mit größter Wahrscheinlichkeit voraussagen kann, erfordert doch jede Therapie, zu beobachten, was geschieht, und gegebenenfalls den Weg zu ändern. Man sagt: Der Kranke ist nicht nur Fall eines Allgemeinen, sondern ein Individuum.

Daher spielt oft eine Rolle der glückliche Griff. Die durch lange Erfahrung ermöglichte Beobachtung und Erwartung, die ihre Gründe nicht restlos bewußt gegenwärtig hat, ermöglicht die auf Grund der Wissenschaft alle Wissenschaft überschreitende ärztliche Kunst. Auch diese bestätigt oder widerlegt sich in der Erfahrung. Manchmal weiß sie nachher nicht vollständig, wie es eigentlich geglückt ist, aber will es wissen.

Begründet handeln kann der Arzt nur, soweit Objektivierung gelungen ist. Auf solche Objektivierung sein ständiges Augenmerk zu richten, das allein bringt Fortschritt.

Aber das eigentlich unlösbare Problem erwächst da, wo der Kranke durch sein eigenes Handeln die Krankheit fördert oder gleichsam selber die Krankheit ist. Dann entsteht die Situation, daß der Arzt nicht mehr mit dem Kranken gemeinsam ein biologisches Kranksein zum Objekt macht, sondern den Kranken selbst in seiner Freiheit sich zum Objekt seiner Überlegungen und zum Gegenstand seines Eingriffs macht.

Diese Situation ist in ihrer ganzen Schwere vielleicht nur dem Psychiater voll bewußt. Es ist eine wunderliche Sache: den Menschen nicht nur in seinem seelischen Dasein, sondern in seiner Freiheit sich zum Gegenstand zu machen, dann etwa die Frage zu beantworten, ob er willensfrei oder wegen Verlust der Willensfreiheit zu exkulpieren sei.

In dieser Situation führt der untersuchende Arzt mit dem Patienten etwa eine Unterhaltung, bei der er ständig Hintergedanken in Zielvorstellungen hat, die dem Kranken nicht bekannt werden. Er steht dem Kranken zugleich menschlich verbunden zugewandt und in völliger Distanzierung. So ist es bei jeder psychopathologischen Untersuchung.

Es ist wie ein Ruck der ganzen Einstellung, ob ich unbefangen offen, auf Sachen gerichtet, in solidarischer Verbundenheit mit Freunden verkehre – ein psychologisches Beobachten und Fragen würde hier sogleich als unanständig empfunden werden –, oder ob ich als Arzt eine Unterhaltung führe, deren Sinn dem anderen verschlossen bleibt. Was im privaten Verkehr schamlos wäre, ist hier gehörig. Daher ist es peinlich, mit dem gleichen Menschen in freundschaftlichem Verkehr und in psychiatrisch-psychotherapeutischer Beziehung zu stehen.

Arzt bin ich durch Sachkunde, und Sachkunde setzt Objektivierung, Objektivierung die Distanzierung voraus. Bezieht sich diese Objektivierung auf den Menschen selbst, so ist die zweifache methodische Frage: Um was für eine Objektivierung handelt es sich hier? In welcher Kommunikation oder welchem Kommunikationsabbruch vollzieht sie sich?

Hier wären zu erörtern die Weisen der Objektivierung, d. h. die Weisen, in denen uns etwas gegenständlich ist. Diese Frage ist eine methodologische Grundfrage der Psychopathologie. Die Vergegenwärtigung und Scheidung der Weisen der Objektivierung und dann ihre Verbindung zur Auffassung der seelischen Wirklichkeit ist der unerläßliche Weg überzeugender Forschung.

Eine solche fundamentale Scheidung ist die von psychologischem Verstehen und kausalem Erklären. Jenes sieht von innen den Sinn, dieses von außen die wirkenden Ursachen. Beides bringt Erkenntnis, aber in radikal abweichender Art der Begründung, des Geltungssinns, der Anwendungsmöglichkeiten. Vom einen zum anderen hinüberwechseln, als ob es dasselbe wäre, schafft die große Verwirrung, die uns im pathologischen Fragen so manchmal überfällt.[1]

Nun ist heute, statt die Objektivierung methodisch zu vertiefen, diese Voraussetzung aller wissenschaftlichen Möglichkeiten über den Haufen geworfen. Jene »Einführung des Subjekts« in die Medizin ist das Schlagwort der geforderten totalen Revolution der Medizin. Nicht der Arzt und ein Objekt gegenüber, sondern das Verhältnis von Ich und Du sei das dauernd Entscheidende im ärztlichen Verhalten. »Die recht verstandene psycho-

1 In meiner »Allgemeinen Psychopathologie« (6. Aufl. 1953) habe ich die methodische Klärung der Weisen des Objektivierens benutzt, um die Ergebnisse der Forschung zugleich mit dem Sinn ihrer Geltung zu ordnen.

somatische Medizin« – sagt *Weizsäcker* – »hat einen umstürzenden Charakter ... Ärztliches Handeln beteiligt sich am Krankheitsvorgang, begleitet ihn, vermischt sich mit ihm.« Das Subjekt des Arztes vermag allein dem Subjekt des Kranken wirklich zu begegnen. Dieses Subjekt des Kranken aber steckt in der Krankheit selber, in jeder Krankheit.

In diesen und anderen Erörterungen der psychotherapeutischen Literatur werden, so meine ich, aus halbwahren Bemerkungen fast im Handumdrehen falsche Konsequenzen gezogen.

Wahr ist, daß der ganze Mensch nicht Objekt wird. Falsch aber ist es, dieses Nichtobjektivierbare dann doch als Gegenstand in eine neue Wissenschaft einbeziehen zu wollen.

Wahr ist, daß das Subjekt, besser die Persönlichkeit des Arztes wie des Kranken wesentlich ist im humanen ärztlichen Tun, das philosophisch zu erhellen ist. Falsch aber ist es, weil unmöglich, diese Wirklichkeit zum Gegenstand der Forschung zu machen und in das wissenschaftlich begründete ärztliche Tun als einen wissenschaftlich erkennbaren Faktor einzubeziehen.

Wahr ist, worauf *von Weizsäcker* als vermeintliche Parallele hinweist, daß die moderne Physik das Subjekt in die Wissenschaft eingeführt habe, nicht, wie früher, als einen zu eliminierenden Faktor der Subjektivität, sondern als sachgemäßes Element der Forschung. Falsch aber ist es, daß dieses Subjekt, das in der Physik seinerseits einen präzisen objektiven Sinn hat, in Analogie zu der Persönlichkeit des Arztes in der Therapie stände oder gar mit ihm identisch sei.

Wahr ist, daß der Mensch frei ist, und daß wir als Mensch dem Menschen, als Arzt dem Patienten begegnen als freie Wesen. Und wahr ist, daß unberechenbar die Freiheit im Patienten getroffen werden kann durch ein Wort des wahrhaft gegenwärtigen Arztes im rechten Augenblick, durch Anregung zum Wahrnehmen der Situation seitens des Patienten. Falsch aber ist es, zu meinen, dies sei möglich durch vermeintliche psychologische Einsichten und planmäßiges Berechnen, durch lange Erörterungen oder gar durch Moralismus. Falsch ist es überhaupt, diese Freiheit als etwas Daseiendes zu behandeln, das man erkennen könnte in Forschungen und mit dem man rechnen könnte, wie mit einem gekannten Kausalfaktor. Denn soweit Forschung reicht, also Objektivierung vollzogen ist, gibt es keine Freiheit.

Wahr ist, daß Arzt und Patient in einer übergreifenden menschlichen, nicht wissenschaftlich begründeten Verbindung stehen, um aus ihr heraus das eigentlich Sinnvolle zu tun. Falsch aber ist die Behauptung, von dem wissenschaftlichen Arzt werde die Persönlichkeit eliminiert. Denn der Arzt wendet seine Wissenschaft in jener übergreifenden menschlichen Gemeinschaft mit dem Patienten an, beherrscht diese Gemeinschaft aber nicht mit der Wissenschaft.

Der Grundfehler dieser ganzen sogenannten Revolution der Medizin zeigt sich in dem immer wiederholten Widerspruch, zunächst mit Recht gegen die Objektivierung des Unobjektivierbaren sich zu wenden, dann aber gerade selber diese Objektivierung zu vollziehen zum Gegenstand der neuen medizinischen Wissenschaft.

Dies muß unter Verlust der Wissenschaft zu einem Sprechen führen, das, statt durch Bestimmtheit und Nachprüfbarkeit die Erkenntnis zu fördern, vielmehr trotz endlosen Geredes durch Ahnungen bloß bezaubert –, das weiter, statt real und nachweisbar zu helfen, zu einer zweideutigen Hilfe oder zum Unheil gelangt. Dieses Raunen von großartigen, durch einen verkehrten Reflex von Wahrheit falsch erleuchteten Dingen bringt nur substanzlosen Schaum hervor.

Es ist, als ob mit solchen Anweisungen an das Subjekt in der Medizin ein Zustand geschildert würde, in dem nicht in der Vernunft gereifte, sondern nervöse Ärzte sich mit den Nervösen in einen weltanschaulich verhängnisvollen circulus vitiosus einließen. Wäre es so, dann bedürften solche Ärzte zwar keiner ärztlichen Therapie, wohl aber der philosophischen Erhellung und Selbsterziehung, um aus einem wahren Glauben rechte Ärzte zu werden, die wieder Subjekt und Objekt zu unterscheiden vermögen und die Weisen der Objektivierung, und die nicht Individuum, Subjekt und Selbstsein verwechseln.

6. Eine Einzelfrage der Objektivierung und damit eine Frage nach dem Angriffspunkt der Therapie sei kurz berührt: Wie

steht der Arzt zu den körperlichen Umsetzungen seelischer Motive?[2]

Soweit diese Umsetzungen nur körperliche Begleiterscheinungen seelischer Vorgänge sind, haben sie noch den sinnfreien objektiven Charakter, der es erlaubt, daß Arzt und Patient sich ihnen als Naturvorgängen gegenüberstellen und sie behandeln wie diese. Dahin gehören nicht nur Herzklopfen, vermehrte und veränderte Sekretionen, Erröten, Blutdruck und Atemveränderungen bei Gemütsbewegungen, sondern auch ein Teil der Asthma-Anfälle, der Magenerkrankungen, der Hypertonien, der Diabetes- und Basedowfälle im Zusammenhang mit seelischen Erregungen und Dauerzuständen in gespannten Situationen. Aber wo ein Faktor hinzukommt, der in der Verantwortung des Kranken liegt, ein Sinn, den er mehr oder weniger bewußt vollzieht, da hört der auf naturwissenschaftlicher und psychologischer Objektivierung gegründete ärztliche Standpunkt auf, gültig zu sein. Aber was dann?

Wo Symptome mit verstehbaren Sinnzusammenhängen zu tun zu haben scheinen, wird der Weg des Verstehens beschritten, um durch möglichst tiefes Verstehen menschlich zu helfen. Das ärztlich Entscheidende aber ist nicht der verstehbare Inhalt, sondern der Tatbestand, daß solche verstehbaren Zusammenhänge sich umsetzen in körperliche Phänomene. Bedingung dieser Umsetzung sind die uns bisher im wesentlichen unbekannten außerbewußten Mechanismen, die einzelnen Menschen, keineswegs allen, zukommen, die Neurosen und die Psychosen. Würden wir diese Mechanismen ausschalten können, so würden mit den Umsetzungen auch die Krankheitsfolgen wegfallen. Durch Verstehen kommen wir mit diesen Mechanismen nicht in jene Berührung, die ein kausal wirksames Eingreifen ermöglicht.

Jene Mechanismen therapeutisch anzugreifen, die Ursachen ihrer Entstehung wie die Ursachen der Psychosen zu erkennen, das wäre die eigentliche ärztliche Aufgabe. Die Sinnzusammen-

2 In einem kurzen Aufsatz lassen sich nur Hinweise geben. Nähere Begründungen in meiner »Psychopathologie«, besonders die Abschnitte über »Somatopsychologie«, »Verständliche Zusammenhänge« und »Sinn der Praxis«.

hänge, die sich dieser Mechanismen in Neurosen und Psychosen bemächtigen, sind untereinander höchst abweichend: heroisch und feige, edel und gemein, tiefe Grenzerfahrungen des Menschseins und gewöhnliche Interessen des Vorteils und Genusses – sie sind als solche nicht Sache des Arztes.

Ihre Objektivierung in der verstehenden Psychologie ist trotzdem ein Werkzeug des Psychotherapeuten, der sich auf Erhellungen in der Kommunikation mit dem Patienten einläßt. Der Inhalt und der Gehalt dieses verstehenden Wissens, ein unermeßliches Feld, hat seine Quelle in Geschichte und Lebenserfahrung, in Dichtung und Philosophie und in der Selbsterfahrung des Wissenden. Aber was hier Wissenschaft genannt wird, hat einen grundsätzlich anderen Charakter als die Naturwissenschaft. Hier gilt u. a. der treffliche Satz *Bleulers*: »Die Deutung ist nur in den Prinzipien eine Wissenschaft, in ihrer Anwendung ist sie eine Kunst.«

Eine andere Einzelfrage der Objektivierung ist: die Beurteilung des Heilerfolgs therapeutischer und heute psychotherapeutischer Maßnahmen.

Man weiß, wie schwer in vielen Fällen der Beweis des Heilerfolgs ist. Aus einem einzelnen Fall ist nur ein Eindruck, kein Beweis möglich. Der Fehlschluß: post hoc ergo propter hoc täuscht nur allzu leicht.

Der objektive Beweis dagegen ist zu führen aus physiologischer Erkenntnis des Kausalzusammenhangs und durch Statistik, nicht aber durch das allgemeine: Ich habe gute Erfahrungen damit gemacht. Jeder Arzt weiß, welche Rolle Suggestionen, Besserungen von Beschwerden durch ermutigende Stimmung, Schwankungen des Krankheitsverlaufs, periodische Veränderungen des Gesamtzustandes, die Cyclothymien u. a. spielen.

Wir sind in der Medizin oft Täuschungen erlegen infolge allgemein herrschender wissenschaftlicher Auffassungen und verbreiteter Meinungen. Es scheint zuweilen dem Strom solchen Meinens gegenüber das einfache, durchschlagende Gegenargument machtlos, das dann doch im Laufe der Zeit zur Geltung kommt.

Als Student kaufte ich mir einen dicken Band von etwa 700 Seiten über Elektrotherapie von *Erb*. Da waren für zahlreiche

Krankheitserscheinungen ganz genaue, durch sogenannte Erfahrung bewährte Angaben gemacht. Heute ist das allermeiste, was dort für wirksam gehalten wurde, als Täuschung erkannt; nur sehr weniges blieb übrig.

Die unübersehbare Fülle der auf den Markt kommenden Arzneien enthält eine Menge nicht rationell wirksamer Präparate. Das Behandlungsbedürfnis und der Drang nach neuen und neuesten Heilmitteln erzwingt diese Vervielfachung und diesen ständigen Wechsel.

Vielleicht werden so zugespitzte Urteile ungerecht. Aber wahr bleibt die schwere ärztliche Aufgabe, eine klare Scheidung des rationell Wirksamen von dem Gleichgültigen oder unter Umständen gar Schädlichen zu finden und die »Als-ob«-Mittel, weil unerläßlich für das menschliche Bedürfnis, anzuwenden mit dem Wissen ihrer Unerheblichkeit.

Grundsätzlich anders ist nun aber die objektive Beurteilung der Erfolge der Psychotherapie.

Hier gibt es bei körperlichen Symptomen zwar handgreifliche Effekte. Die Erfahrung aber hat gelehrt, daß die verschiedensten Mittel zum gleichen Erfolg führen können, daß die Heilwirkungen nicht anders als von jeher stattfinden, daß man eigentlich nicht weiß, wie es geschieht. Nicht ein wissenschaftliches Wissen entscheidet, sondern gewisse Qualitäten der Person. Einen zuweilen phantastischen Massenerfolg hatten immer die sogenannten Kurpfuscher.

Aber ein Teil der Psychotherapeuten sieht heute in den Symptomheilungen gar keine eigentliche Heilung. Sie meinen viel mehr zu leisten, nämlich die Wiederherstellung des ganzen Menschen. Sie halten sich für Ärzte nicht der Krankheiten, sondern der Persönlichkeit. Sie verwandeln die Seele, sie bewirken eine Zufriedenheit des Patienten wie durch eine Wiedergeburt, sie erzeugen sein Selbstgefühl, seine Arbeitslust, seine Verträglichkeit in der Welt.

Solche Erfolge nun, wenn sie im Zusammenhang mit der Psychotherapie eintreten, sind nicht mehr auf wissenschaftlich begründete Methoden zu beziehen und nicht auf Kausalzusammenhänge. Ihnen kommt kein zwingender Charakter zu, weder für die Einsicht in die Zusammenhänge noch für die Wirksamkeit der Methoden. Hier wird vielmehr ein ganz anderer Gesichtspunkt entscheidend: es geht nicht mehr in erster Linie um Heilung von Krankheiten, sondern um das Seelenheil, nicht um biologische Gesundheit, sondern um die Existenz des Menschen. Wird sie gewonnen, so wird die biologische Gesundheit als Folge erwartet.

7. Wenn Gesundheit und Seelenheil dasselbe oder untrennbar wären, dann würde ärztliche Therapie zur Heilslehre für alle Menschen. Jeder würde angehalten, sch in irgendeinem Sinne als krank zu erkennen, um ihm dann vermöge unerhörter neuer Entdeckungen über die Seele jene Gesundheit zu bringen, die mehr als die biologische Gesundheit des Leibes, vielmehr die Vollkommenheit des Menschen ist.

Dies Versprechen des Heils, unter dem Namen einer unbestimmt gedachten Gesundheit, seitens mancher psychotherapeutischer Ärzte und ärztlich gar nicht ausgebildeter Psychotherapeuten, hat in unserem Zeitalter einen Widerhall gefunden. Eine glaubenslose Zeit hat doch das Bedürfnis nach Seelsorge nicht verloren; diese aber will sie in Gestalten, die dem Zeitalter glaubwürdig sind, das heißt heute: die Sache muß ein wissenschaftliches Gewand anziehen.

Der Arzt und der Psychologe sollen den Priester ersetzen. Woher aber gewinnen diese weltlichen Instanzen die Vollmacht? In der Tat nicht aus der Wissenschaft, gar nicht aus der Naturwissenschaft, nicht aus einer wissenschaftlichen Psychologie, nicht aus dem Ethos des Arztes – sondern allein aus dem meist verborgenen Anspruch, Bringer einer neuen Glaubenserkenntnis zu sein.

Eine Weise von Christlichkeit, die sich nicht mehr ernst nimmt, vielmehr, verlassen vom entflammenden und reinigenden Pneuma, kollabiert ist zu Brauch und Sitte, läßt diese Unredlichkeit zu, ohne sie zu bemerken.

Der Wissenschaftsaberglaube akzeptiert alles Erwünschte und Absurde, wenn es in einem pseudowissenschaftlichen Gewande dargeboten wird. Selbst der Glaube an Dämonen wird wieder real. Was infolge der Aufklärung verachtet wurde oder dessen man sich schämte, wird in einer die Philosophie ersetzenden Psychologie wieder akzeptiert.

Das heißt: Mit der Überwindung der naturwissenschaftlichen

Therapie durch heilbringende Psychotherapie, mit dieser versuchten Einschmelzung des ärztlichen Heilungsvorganges in den Heilsprozeß, geht einher die Verwandlung von Philosophie und Theologie in Psychologie. Diese Psychologie will zugleich die umfassende Universalwissenschaft und die Gestalt des neuen Glaubens sein.

Sie psychifiziert das Sein, die Welt, alle überlieferten Glaubensgehalte. Die psychologische Auffassung ist die absolute. Sie durchschaut die Mythen, die Vorstellungen von Dämonen, Göttern und Gott, aber eignet sie alle an als notwendige Elemente im psychischen Prozeß.

Der Weltprozeß – als Menschheitsprozeß – ist die fortschreitende Assimilierung unbewußter Inhalte. »Dieser Prozeß, der durch die Philosophie vorbereitet wurde, hat heute in der Psychologie sein immer noch sehr jugendliches, aber zeitlich letztes Stadium erreicht«, sagt *E. Neumann* in seinem Buch, das als treffende Darstellung der *Jung*schen Psychologie im Vorwort die begeisterte Billigung des Meisters erfahren hat.

Also die Philosophie ist überwunden, die Psychologie tritt an ihre Stelle. Das erinnert an die These von *Marx*: die Philosophie werde nun abgelöst durch den dialektischen Materialismus der Tat, oder an Nationalsozialisten, die erklärten: das Zeitalter der Philosophie sei abgeschlossen, nun beginne die auf das Wissen von den Rassen gegründete Anthropologie.

Die Psychifizierung der Welt trägt das Kennzeichen aller rationalen Metaphysik: Gedanken, die das Sein im ganzen ergreifen möchten, bewegen sich notwendig in einem Zirkel. Das spricht *Jung* gelegentlich nach psychologischer Durchleuchtung aller Mythen aus: auch seine gesamte Psychologie sei ein Mythus. Solche Sätze entspringen den hellen Augenblicken dieses bedeutenden modernen Zauberers. Aber solche Wahrheit scheint weder einem methodischen Bewußtsein zu entspringen, noch wird ihr Sinn festgehalten. Denn dann würde aller Nebel verschwinden, die Zauberei aufhören, die reine Philosophie sich zurückgewinnen und das wirkliche wissenschaftliche Erkennen. So gehören solche Wendungen vielleicht zu jenen verblüffenden Überraschungen, die im Kreise der Adepten den Glauben anfachen.

Hier ist die theoretisch entscheidende Frage: Ist diese Psychologie ein klares Fach der Forschung? Ist sie eine in Verstehensgemeinschaft der Forscher sich entwickelnde, in sich mit allem, was erforscht wird, sachlich zusammenhängende Wissenschaft? Kann man ihre Vertreter zuziehen wie sonst Spezialisten, wie den Ophthalmologen, den Psychiater? Mir scheint: nein. Was unter dem Namen der Psychologie sich anbietet, ist so vielfach wie die Philosophie, ist zu gutem Teil selber Philosophie in verwahrloster Gestalt. In diesem Felde der Psychologie gibt es allerdings wirkliche Spezialisten und Sachkundige, die sich zugleich der Grenzen ihres Tuns bewußt sind, deren Erkenntnis für partikulare, etwa psychiatrische, pädagogische Prüfungs- und Auslesezwecke relevant sein können (in Analogie zur Prüfung auf Farbenblindheit bei Lokomotivführern). Breite Gebiete der sogenannten Psychologie aber bringen das, was wir alle wissen, oder was wir alle gemeinsam mit dem Psychologen nicht wissen. Also: Nicht eine konkrete, methodisch fortschreitende, in ihrem Erkenntnisbestand klare Wissenschaft, nicht eine eigene Welt von Erfahrungen in ihrer Zusammengehörigkeit ist diese Psychologie, sondern einerseits ein Sammelgebiet sinnvoller partikularer Forschungen, andererseits im Ganzen und dessen Ansprüchen eine verdorbene Philosophie.

Wenn ich an die Heilversprechen denke und an die revolutionären Entwürfe eines neuen Arzttums auf Grund von Psychologie, so meine ich: Nicht die Psychologie schlechthin, sondern ihre Aufplusterung zu etwas anderem, das nicht Wissenschaft, sondern Pseudoglauben ist, steht in merkwürdiger Analogie zu scheinbar heterogenen Glaubensweisen unseres Zeitalters. 1931 habe ich in einem kleinen Büchlein über die geistige Situation der Zeit Marxismus, Psychoanalyse und Rassentheorie nebeneinandergestellt als von gleicher Denkungsart bei völlig verschiedenen Inhalten, als gleichartige Verschleierungen des eigentlichen Menschseins. Die Verschiedenheit der Inhalte führt praktisch zu verschiedenen Konsequenzen. Die Analogie der Denkungsart zeigt aber auf etwas Gemeinsames:

Erstens: Der Marxismus ist die heute wirksamste Sozialreligion geworden; die Rassentheorie war eine Weile die Religion zerstörerisch wütender Nihilisten; die Psychoanalyse ist die Religion der privaten Verwirrung.

Zweitens: Sie alle drei haben für ihr Bewußtsein einen neuen großartigen Standpunkt gewonnen, einen weltgeschichtlich entscheidenden, eine die Philosophie ablösende, alles neu begründende Erkenntnis mit dem Impuls, unser ganzes Dasein radikal zu verändern. Von da her erfolgte der Einbruch auch in die Medizin, um so mehr als die psychoanalytische Bewegung von hier durch *Freud* ihren Ausgang genommen hatte. Heute erfolgt von dieser Seite ein Generalangriff auf die »Schulmedizin«. Eine Reform, nein, eine Revolution des gesamten ärztlichen Denkens und Handelns wird gefordert.

Drittens: Man verspricht ein Übermenschliches mit der Folge, wesentlich Unheil anzurichten. Denn man versäumt, was möglich ist für endliches und methodisches Wissen und Können und für das schlichte Ethos des endlichen Menschen in seiner durch ständige Disziplin reif werdenden Vernunft. Mit der Trübung des Denkens geht einher die der Wertschätzungen, der Taumel zwischen scheinbar tiefer Wahrheit und ganz gewöhnlicher Verwirrung.

Viertens: Der Angriff in der Medizin erfolgt wie in der Politik des Totalitären einmal verschleiert, einmal offen bis zur Absurdität. Friedlich bietet man sich an zur Zusammenarbeit; man will gar nicht angreifen, sondern ergänzen, man will Berater sein als Fach- und Sachkundiger – dann aber beklagt man den Irrweg der gesamten anderen Medizin, des naturwissenschaftlichen Zeitalters. Man gibt sich einmal bescheiden als auch eine Wissenschaft – dann aber verspricht man das Heil von aller Not, die Wiederherstellung des Menschseins, eine Welt der Wahrheit und des Glücks. Man scheint methodisch wie Forscher vorzugehen, empirische Untersuchungen anzustellen – aber alsbald macht man die Sprünge, vollzieht keine wirkliche Methode, spekuliert mit allen Mitteln, lebt im intellektuellen Raum der immer gegenwärtigen Sophistik.

Vielleicht sind die Berufe, von denen die Ratlosen unter den Zeitgenossen am meisten erwarten, der Arzt und der Staatsmann. Von beiden wird heute Unmögliches verlangt. Aber in dem Maße, als beide diesem falschen Verlangen entgegenkommen, vermehren sie das Unheil. Beide müssen, wenn sie helfen und aufbauen, auf vernünftige Kräfte rechnen, die ihnen entgegenkommen. Den echten Arzt wie den Staatsmann macht der Glaube an diese Kräfte und zugleich das Wissen um die gewaltigen dunklen und bösen Mächte, die sie fast erdrücken. Daher ist es das Kennzeichen von Arzt und Staatsmann, daß sie mit unendlicher Geduld werben um die Kräfte der Vernunft, daß ihnen ihre Geduld verwehrt, zur Unzeit alles zu sagen und sogleich schon alles zu verlangen. An welche Kräfte, Antriebe und Erwartungen sie sich wenden, das entscheidet ihr eigenes Wesen. Zauberei und Täuschung haben schnelle und massenhafte Scheinerfolge, die aber in der Tat Zerstörungsprozesse sind. Nur die Wahrheit wirkt aufbauend und schafft eine gewisse Dauer. Der Glaube an die vernünftigen Kräfte ist selber ein Moment allen wahren Glaubens. Er ist nicht durch Wissenschaft begründet, sondern begründet seinerseits erst den Sinn von Wissenschaft.

Diese scharfen Urteile sind grundsätzlich gemeint. Sie gelten keineswegs von einzelnen Psychotherapeuten und Psychologen. Ich brauche kaum zu wiederholen: Es gibt treffliche Psychologen, wohlmeinende, menschenfreundliche Therapeuten, zum Helfen drängende, vom Unheil des Daseins betroffene Menschen. Auch was an psychotherapeutischen Gedanken, Vorschlägen, Versuchen in einem halben Jahrhundert hervorgebracht wurde, enthält manches Gute. Es war oft eine notwendige Erinnerung und Korrektur.

Es kommt daher darauf an, nicht nur eine klare Scheidungslinie zu ziehen zwischen ärztlichem Wissen und Pfuscherei. Es ist heute wieder notwendig die bewußte Scheidung von ärztlicher Heilung und dem Bringen des Seelenheils, von Arzt und Seelsorger. Mit der Trübung des Arzttums wird der Ernst der Religion verloren und zugleich die Reinheit wissenschaftlich gegründeten ärztlichen Könnens. Der Arzt darf nicht Ersatz werden. Er vermag nicht zu bringen, was im geheimen von ihm erwartet wird.

Durch den Seelsorger spricht die Strenge der Forderungen, die eingegeben wird vom Sinn des ewigen Seelenheils. Der Arzt erbarmt sich der Kreatur. Er verwirft nicht jene Strenge, ist aber als Arzt nicht ihr Vermittler.

Sich dem Arzt für seine Lebensführung anvertrauen zu wollen, das ist die Flucht mancher modernen Menschen aus dem Ernst in die Bequemlichkeit. Den Arzt und den Seelsorger zu verwechseln, ist Ergebnis der Glaubenslosigkeit.

Menschliche Hilfe in Dingen, die dem wissenschaftlich begründeten Eingriff unterliegen, ist bei Klarheit des Tuns niemals auf dem Wege, den ewigen Sinn aus der Autorität göttlichen Auftrags zur Sprache zu bringen.

Der Arzt soll Raum lassen für dies andere. Er soll sich nicht zum Werkzeug der Flucht machen lassen.

Am Ende aber ist dann die Frage: was ist der Arzt, welche ist die Idee der Persönlichkeit des Arztes? Je mehr das Zeitalter eine in sich verworrene Beziehung vom Arzt zum Patienten zu erzwingen scheint, um so entschiedener dürfen wir uns der eigentlich ärztlichen Persönlichkeit erinnern.

Der Arzt im technischen Zeitalter

Über das Wunder der modernen Medizin bedarf es kaum eines Wortes. Wer seit der Jahrhundertwende dabei war, weiß sich als Zeitgenosse eines Vorgangs, der ohne Vergleich in der Geschichte der Medizin ist. Dieser Fortschrittsprozeß ärztlichen Könnens, langsam begonnen seit dem 17. Jahrhundert, seit der Mitte des 19. Jahrhunderts schneller, hat seit 50 Jahren einen atemberaubenden Gang genommen.

Der Grund dieses Fortschritts ist die naturwissenschaftliche Forschung, und sie allein, von den exakten Wissenschaften bis zur Biologie. Die auffälligsten und folgenreichsten Schritte wurden außerhalb der ärztlichen Praxis getan. Aber diese Praxis blieb der einzige Ort, an dem die naturwissenschaftliche Denkungsart des Arztes, seine Beobachtungskunst, seine schöpferische Übersetzung der chemischen, physikalischen, biologischen Erkenntnis in Diagnostik und Therapie stattfand. Es entstand darüber hinaus eine vorher nie dagewesene klinische Kunde der Formen, Erscheinungen, Verläufe der Krankheiten und die anatomische und physiologische, nachprüfbare Auffassung des Krankheitsgeschehens. Der inneren Medizin wurden einige märchenhaft wirkende Heilmittel zur Verfügung gestellt. Die Chirurgie hat unmöglich scheinende Operationen bis in Lungen, Herz und Hirn verwirklicht. Und dazu umgibt uns heute eine neue Welt von Schönheit in den Räumen der Kliniken, der Laboratorien und Operationssäle, in den Instrumenten und Apparaturen und in den Hantierungen der Ärzte.

Wohl haben wir durch die Jahrtausende eine uns fesselnde Geschichte der Medizin. Immer gab es Heilkräuter, geschickte Operationen, unterstützt durch Instrumente, wie Sonden, Messer, Schere, Pinzette. Aber eine ständig fortschreitende Medizin gibt es erst in den neueren Jahrhunderten. Was vorher war, ist dürftig und voller Täuschungen, trotz einzelner Vorwegnahmen, die anmuten wie Zufallstreffer.

Der Ernst des ärztlichen Berufs war im hippokratischen Eid bewußt, die Idee des Arztes schon großartig da. Da aber die Medizin relativ wenig leisten konnte, erschien in den Jahrtausenden der Arzt unter falschen Kleidern des Schamanentums, der Priesterlichkeit, der Zauberei, der Scharlatanerie. Der Satz Montaignes war oft richtig: Wenn du krank wirst, hole keinen Arzt, sonst hast du zwei Krankheiten. Heute ist dieser Satz zu einer Torheit geworden, weil die medizinische Wissenschaft in vielen Fällen so außerordentlich zu helfen vermag, daß man sie, zum erstenmal in der Geschichte, vernünftigerweise als Kranker nicht mehr umgehen kann.

Der Unterschied ist grundsätzlich. Das naturwissenschaftliche Wissen und Können arbeiteten sich rein heraus, während die ärztliche Auffassung der Natur und des Menschen früher abhängig war von Glaubensanschauungen, Weltbildern, Menschenbildern, Denkstrukturen, die, ohne Reflexion auf sie, selbstverständlich gültig waren, wurde jetzt die Freiheit möglich, sie alle zu kennen und keiner zu verfallen, um das real Wirksame zu tun.

Der Arzt gründete seinen Beruf außer auf die Naturwissenschaft nur auf seine Humanität, die jedem Menschen in körperlichen Leiden, unabhängig von Glauben, Weltanschauung, Politik, von Herkunft und Rasse, zu helfen bereit ist.

Der moderne Arzt der letzten Jahrhunderte hat unter den Ärzten früherer Zeiten in den entscheidenden Punkten kein Vorbild. Erst jetzt wurden Ärzte, was sie sein können, und wurden es in großem Stil.

Alles scheint in bester Ordnung. Täglich werden die großen therapeutischen Erfolge an zahllosen Kranken erzielt. Aber erstaunlich: Es wächst eine Unzufriedenheit bei Kranken und Ärzten. Seit Jahrzehnten ist zugleich mit dem Fortschritt die Rede von Krise der Medizin, von Reformen, von Überwindung der Schulmedizin und Neugründungen der gesamten Krankheitsauffassung und des Arztseins.

Woran liegt das?

Erstens: Die soziologischen Folgen des technischen Zeitalters wirken durch Organisationen des Arztwesens auf den ärztlichen Beruf bis zur Bedrohung der Idee des Arztes selber.

Zweitens: Die naturwissenschaftliche Medizin hat eine Tendenz, sich dem Exakten zu unterwerfen, statt es zu nutzen, den Arzt durch den Forscher überwältigen zu lassen.

Drittens: Da an der Grenze der naturwissenschaftlichen Möglichkeiten das ärztliche Tun nicht aufhört, gerät der Arzt an ihr in Verwirrung, hineingezwungen in die Glaubens- und Ziellosigkeit vieler moderner Menschen und des öffentlichen Zustandes überhaupt.

Unser erstes Thema also ist:

Die Einwirkung des technischen Zeitalters auf Organisation und Betrieb des ärztlichen Berufes

Ist nicht jederzeit die Behandlung von zweifacher Art gewesen, die Plato (Gesetze 720 St.) zuerst und für immer geschildert hat? Er sagt: Es gibt Sklavenärzte für Sklaven, freie Ärzte für Freie. Die Sklavenärzte laufen in der Stadt herum und warten in den Heilstätten auf die Kranken. Sie geben nie den Grund irgendeiner Krankheit eines dieser Sklaven an, lassen sich nicht vom Kranken darüber aufklären. Jedem verordnet ein solcher Arzt sofort, was ihm nach seiner Erfahrung gut dünkt, eigenmächtig, wie ein Tyrann, um dann in voller Eile wieder zu einem anderen kranken Sklaven zu laufen. – Der freie Arzt dagegen gibt sich mit der Behandlung der Krankheiten von freien Leuten ab, die er von Grund aus ihrem Wesen nach zu erforschen sucht, indem er den Kranken wie auch dessen Freunde darüber befragt. Er belehrt, soweit ihm das möglich ist, den Kranken selbst und trifft seine Verordnungen nicht eher, als bis er ihn bis zu einem gewissen Grade zu seiner Ansicht gebracht hat. Dann erst versucht er den durch die Kraft der Überredung beruhigten Kranken durch unablässige Bemühung zur Gesundheit zu führen. – Dem entspricht die Rolle, die in der hippokratischen Medizin die Rhetorik spielt, die Rhetorik im griechischen Sinn, die Kunst des gebildeten Sprechens und Überzeugens. Der Kranke will wissen und hat selbst zu entscheiden. Wohl hat er zur Autorität des Sachkundigen Vertrauen, aber nicht blindes. Freiheit fordert das sinnvolle Fragen und Antworten. Eine antike Anekdote erzählt: Aristoteles, während einer Krankheit, bat den Arzt, der ihm eine Therapie vorschrieb: Sage mir die Gründe deines Tuns, dann will ich ihnen, wenn ich überzeugt bin, folgen.

Wie ist nun heute die Situation? Man hört das Wort: Je größer das wissenschaftliche Erkennen und Können, je leistungsfähiger die Apparatur für Diagnostik und Therapie, desto schwerer, einen guten Arzt, ja überhaupt einen Arzt zu finden! Ein Arzt soll doch diesen je einzelnen Kranken behandeln in der Kontinuität seines Lebens. Diesen persönlichen Anspruch aber geradezu zu überwinden scheint anderen – noch vereinzelten – Stimmen der rechte Fortschritt über das bürgerlich individualistisch gebundene Zeitalter hinaus. Der moderne Kranke, so sagen sie, wolle gar nicht persönlich behandelt werden. Er gehe zur Klinik wie in ein Geschäft, um durch einen unpersönlichen Apparat auf das beste bedient zu werden. Und der moderne Arzt handle als Kollektiv, durch das der Kranke versorgt wird, ohne daß ein Arzt persönlich hervortritt.

Die platonische Unterscheidung scheint hinfällig. Das Arztproblem steht innerhalb des allumfassenden Vorgangs der Technisierung der Welt. ›Freie Ärzte oder Sklavenärzte‹ ist im modernen Apparat nicht mehr das Problem, sondern innerhalb des großen technischen Könnens: individualistisch persönliche oder kollektiv unpersönliche Ärzte. In dem uns im ganzen undurchsichtigen technischen Zeitalter handelt es sich um das Menschsein überhaupt, in dem zwar der Unterschied von Sklaven und Freien fortfällt, das ganze Dasein aller aber als Absturz in das Sklavendasein oder Aufstieg in das freie Dasein erscheinen kann.

In dieser Situation scheint es eine objektive Frage zu sein, ob wir in ein menschenunwürdiges Dasein geraten und darin auf das Ende der Menschheit zusteuern. Aber objektiv ist die Frage für unser Wissen nie zu beantworten. Vielmehr ist für den Arzt wie für jeden Menschen die Frage, welchen Entschluß er faßt, wofür er leben und wirken wolle. Hinter dem finsteren Aspekt kann sich der Gang in neue Möglichkeiten unseres Wesens verbergen. Derselbe Vorgang, der den Arzt schon auf seine Höhe zu bringen schien, kann ihn verschlingen. Aber er kann ihn auch, wenn er will, in gewaltiger Anstrengung praktischer Selbstbesinnung wirklich seine Höhe erreichen lassen.

Auf ein Beispiel der Organisation werfen wir einen kurzen Blick: Durch die Loslösung der ärztlichen Mittel aus dem Eigentum und der freien Verfügung des einzelnen wird das ärztliche Handeln als Betrieb organisiert. Kliniken, Krankenkassen, Untersuchungslaboratorien treten zwischen Arzt und Kranken. Es entsteht eine Welt, die das in seiner Wirkungskraft so immens gesteigerte ärztliche Tun ermöglicht, dann aber dem Arztsein selbst entgegenwirkt. Ärzte werden zu Funktionen: als allgemeiner praktischer Arzt, als Facharzt, als Krankenhausarzt, als spezialistischer Techniker, als Laborarzt, als Röntgenarzt. Sie werden ferner nicht schon durch Bildungsgang und freie Niederlassung zu Ärzten, sondern erst durch Zulassung, Anstellung, Berufung an die mannigfachen Orte des ärztlichen Betriebes. Zwischen Arzt und Kranken treten Mächte, nach denen sie sich richten müssen. Das Vertrauen von Mensch zu Mensch geht verloren. Eine Tendenz geht von den Kassen aus: Weil auf Grund der Versicherung die Behandlung nichts oder wenig kostet, drängen immer mehr Menschen zum Arzt. Würde man wie die private Niederlassung, so auch die Kassenärzte zu freier Konkurrenz zulassen und damit den Kranken unbegrenzt die freie Arztwahl geben, so würde die Zahl der Krankenbehandlungen ins Ungemessene steigen. Tatsächlich: Je mehr Kassenärzte man zuläßt, desto größer wird die Gesamtzahl der Kassenpatienten. Nur die Begrenzung der Zahl von Kassenärzten hält die Zahl der Patienten auf erträglichem Niveau. Diese Ärzte haben dann wenig Zeit für die einzelnen Patienten. Sie überarbeiten sich, während der einzelne Kranke nur oberflächlich diagnostiziert und behandelt werden kann. Dies herbeizuführen durch Beschränkung der Zulassung sind die Kassen durch den Andrang von Patienten gezwungen. Die Humanität im Gedanken an die allgemeine ärztliche Versorgung der gesamten Bevölkerung wird zur Inhumanität durch die Weise dieser Versorgung. Weil die Zahl maßgebend ist, kommt die Minderheit der vernünftigen Kranken und Ärzte nicht zu ihrem vollen Recht. Es handelt sich hierbei um Tendenzen, nicht um vollendete Realitäten. Ihren Ursprung haben sie in dem Kreisprozeß, in dem die Kranken, die

Ärzte, die Bürokratie jeder durch das Verhalten der anderen dazu gedrängt wird, seinerseits durch sein Verhalten das Verhängnis zu fördern.

Ich muß verzichten auf die Schilderung weiterer schlimmer Tendenzen. Zu ihrer Korrektur sind Reformen möglich: neue Ordnungen, vor allem aber auch das bewußte Einschränken des Organisierens dort, wo die zu behebenden Störungen Bagatellen sind im Vergleich zu den neu erzeugten Schäden. Der leitende Gedanke sollte sein: Nur der Arzt im Umgang mit den einzelnen Kranken erfüllt den eigentlichen Beruf des Arztes. Die anderen betreiben ein redliches Gewerbe, aber sind nicht Ärzte. Und dann: Die Organisationen sind daraufhin zu prüfen, welche ihrer Umgestaltungen die Chancen für die Wirksamkeit der Vernünftigen fördern.

Alle Reformen können nur Erfolg haben, wenn hinter ihnen ein wirksames Ethos steht. Zum Beispiel: Die Kliniken sind durch die technischen Möglichkeiten ihrer Leistung zum Mittelpunkt des Arztwesens in Praxis und Lehrüberlieferung geworden. In ihnen ist für den Heilvorgang entscheidend der Geist des Hauses. Dieser ist in seiner sachlichen Struktur an technischem Können, an baulichen Gestaltungen, an Ordnung und Disziplin ein allgemeiner, in der ganzen Welt gleicher. Aber dieser Geist selber ist lebendig durch etwas nicht identisch Wiederholbares, das nur in geschichtlicher Nachfolge sich erhält: als das im Chef persönlich gewordene, in der freien Gemeinschaft aller sich verwirklichende vorbildliche ärztliche Leben, in das die Jüngeren, über alles Lehrbare hinaus, hineinwachsen durch die Weise des täglichen Umgangs miteinander, mit den Kranken, mit dem Pflegepersonal. Den technischen Mechanismus beseelt dieser ärztliche Geist des Hauses als das Ethos, über das nicht geredet, sondern das getan wird.

Das zweite Thema:

Gefahren der naturwissenschaftlichen Medizin

Wenn der Kranke beim Facharzt und in der Klinik gründlich untersucht und behandelt wird, kann sich folgender Aspekt zeigen: Die Diagnostik geschieht durch immer zahlreicher werdende Apparate und Laboratoriumsuntersuchungen. Die Therapie wird zur errechenbaren, immer komplizierter werdenden Anwendung der Mittel für den durch diese diagnostischen Daten erschöpften Fall. Der Kranke sieht sich in einer Welt von Apparaturen, in der er verarbeitet wird, ohne daß er den Sinn der über ihn verhängten Vorgänge versteht. Er sieht sich Ärzten gegenüber, deren keiner *sein* Arzt ist. Der Arzt selber scheint dann zum Techniker geworden.

Wie ist es möglich, daß eine Sache, die dem Arzt zu seinem erfolgreichen Wirken verhilft, sich gegen das Arztsein wendet?

Die Trennung von Forscher und Arzt ist notwendig und sinnvoll, soweit die Forderung in Laboratorien stattfindet und die Forschung Aufgaben stellt, die ohne ärztliche Tätigkeit gedeihen. Vielleicht die berühmtesten Namen in der Entwicklung der Medizin sind nicht die Namen von Ärzten (*Claude Bernard, Pasteur, Fleming usf.*).

Ganz anders, wenn der Arzt selber Forscher ist. Ihm ist das Ziel nicht Wissenschaft, sondern die Hilfe für den Kranken. Er verfügt über die Ergebnisse der Forschung und sieht ärztlich ihre Chancen und ihre Grenzen. In dem Maße aber, wie er von der Forschung als solcher ergriffen wird, hört er auf, Arzt zu sein. Verderblich ist es, wenn die Klinik der Forschung unterstellt wird, der ärztliche Chef sich wesentlich für ein Spezialgebiet interessiert und mehr im Laboratorium als bei den Kranken ist.

Aber in der Praxis selber ist der Arzt auch Forscher, aber in einem weiteren Sinn. Da ärztliche Erkenntnis in klinischer Erfahrung ihren Boden und ihre Bewährung hat, gewinnt erst in ihrem Zusammenhang die naturwissenschaftliche Erkenntnis ärztliche Bedeutung. Im Erkennen der Realität des Krankheitsgeschehens jedes einzelnen Patienten ist der Arzt forschend tätig. Er bedarf der naturwissenschaftlichen Urteilskraft nicht nur, um seinen Fall richtig unter das Allgemeine zu subsumieren, sondern um in der Auffassung der unendlichen Verkettung von Erscheinungen, Umständen, Faktoren und Möglichkeiten das für eine Behandlung Wesentliche zu erkennen. Diese Urteilskraft setzt voraus den klinischen Blick des Arztes, die Aufgeschlossenheit für den einzelnen Kranken auf Grund der selbsterworbenen konkreten Erfahrungen, die Auffassungsbereitschaft für das ihm Neue, die Beobachtung des Leibes, der Bewegungen, des Benehmens, den Sinn für die Umwelt des Kranken. Solche ärztliche Forschungshaltung schließt die ärztlich sinnlosen, wenn auch vielleicht wissenschaftlich interessanten diagnostischen und therapeutischen Handlungen aus.

Jene Tendenz zur bloßen Technik wird gesteigert mit der Einschränkung der naturwissenschaftlichen Forschung auf das Exakte unter Verkümmerung des Sinns für das Biologische, des morphologischen Sehens, des Erspürens im Lebendigen. Die naturwissenschaftliche Erfahrung ist keineswegs erschöpft mit Physik und Chemie und der mit Hilfe ihrer Methoden und Kategorien erreichten Erkenntnis der Werkzeuge und Hervorbringungen des Lebendigen, die wie unlebendige Maschinen und Prozesse erkennbar sind. Die biologische Erkenntnis reicht viel weiter.

Dieser Biologie entspricht in der Medizin die ärztliche Erfahrung, die Beobachtung von Erscheinungsgestalten, die Anschauung von Krankengeschichten und Lebensläufen. Die moderne Wissenschaft hat nicht nur das Exakte, sondern auch dieses klinische Wissen in Jahrhunderten außerordentlich gesteigert und vervielfacht. Aber vor den großen Entdeckungen mit ihren unmittelbar Aufsehen erregenden Erfolgen ist die nicht minder bewunderungswürdige klinische Entwicklung in den Hintergrund getreten. Es scheint eine Tendenz zu bestehen, hier das schon Gewonnene zu vergessen.

Der Umgang mit dem Lebendigen auf Grund von Wissen geschieht in der naturwissenschaftlichen Medizin auf zweifache Weise: der exakten Naturwissenschaft entsprechend als technisches Machen, der Biologie entsprechend als Pflege, im Hinhorchen auf das Leben selber, durch Bereiten von Bedingungen, durch Gedeihenlassen, durch Hygiene und Diät im weiten hippokratischen Sinn. Aber auch damit ist die Praxis des Arztes nicht erschöpft.

Unser drittes, letztes und Hauptthema:

Was tut der Arzt dort, wo die Naturwissenschaft aufhört?

Die Grenze der Erkenntnis der körperlichen Natur ist da, wo die Wirklichkeit eines Inneren sich kundgibt und wo dieses Innere als Vernunftwesen mit Vernunftwesen in Kommunikation tritt. Hier im Verstehbaren gibt es gegenüber der technischen Therapie und dem biologischen Pflegen etwas ganz anderes: das Selbsterziehen und Erziehen.

Der Arzt muß wissen, wo er naturwissenschaftlich weiß und handelt oder wo er diesen anderen Bereich betritt: den Raum verstehbaren, zwischen Menschen austauschbaren, von ihnen gemeinten Sinns.

1. Die naturwissenschaftliche Medizin sieht die Tatsache, daß der Mensch nicht nur Tier, sondern Vernunftwesen ist und daß dieses Vernunftwesen selber erkranken zu können scheint, daß der Mensch geisteskrank wird. Ende des 18. Jahrhunderts wurde die Psychiatrie in den Kreis der naturwissenschaftlichen medizinischen Fächer aufgenommen.

Aber es blieb ein merkwürdiges Fach. Es gehört so gut zu den Geisteswissenschaften wie zu den Naturwissenschaften. Die Psychiatrie ist wie die Psychologie Wissenschaft nur, soweit ihr in bezug auf die Seele etwas gegenständlich bestimmt, unterscheidbar, objektiv identifizierbar und damit erforschbar wird. Wissenschaft ist sie weiter nur durch Erfahrung, die zwingend zur Anschauung bringt, ob experimentell oder statistisch oder biographisch, ob im Beobachten von Bewegungen, Formen, Gestalten oder im Umgang mit Menschen.

Die naturwissenschaftliche Psychiatrie hielt zunächst das Studium des Gehirns und des gesamten Körpers für entscheidend und ausreichend zur Erkenntnis und Behandlung der geistigen Erkrankungen. Die Hirnforschung hatte erstaunliche Ergebnisse, fand bestimmte Hirnkrankheiten. Die diagnostische und ätiologische Abgrenzung der progressiven Paralyse und die Entdeckung der Therapie, die diesen Prozeß zum Stillstand bringt, war ein Triumph solcher Forschung.

Aber die meisten geisteskranken Prozesse waren auf diesem Wege bisher nicht zugänglich. Die Benennung aber der nicht geisteskranken Erscheinungen als Psychopathien bedeutete naturwissenschaftlich nichts.

Was die Psychiatrie wirklich weiß und kann, muß die Praxis zeigen. Man sieht sie in den Anstalten, Kliniken und Sprechstunden. Wieweit hat das in Lehrbüchern und Abhandlungen mitgeteilte Wissen mit der Praxis etwas zu tun? Wieweit ist es nur ein wechselnder Jargon, sei dieser hirnmythologisch oder psychomythologisch, ein Jargon, der die Sprechweise bei der Praxis, aber nicht die Praxis selber in ihrer wirksamen Realität wandelt?

Als zu Beginn dieses Jahrhunderts die Unstimmigkeiten zwischen Scheinwissen und Realität, zwischen realen Hirnerkenntnissen und ihrer Unerheblichkeit für die Praxis bewußt wurden, als das nichtige Gerede und Treiben meinen verehrten und geliebten Chef, den Psychiater und Hirnforscher *Franz Nissl*, in Zorn brachte, da war die erste Bedingung des Weiterkommens methodologische Klarheit über jeden Weg möglicher psychiatrischer Erkenntnis. Entscheidend aber war, daß man begriff: Außer der naturwissenschaftlichen Erkenntnis gibt es in der Psychiatrie eine verstehende Einsicht. Diese ist für die Praxis des Psychiaters unentbehrlich. Obgleich sie nicht Wissenschaft im Sinne der Naturwissenschaft ist, ist sie doch wissenschaftlich methodisch zu gestalten. Die verstehende Psychologie wurde anerkannt.

Der Unterschied ist radikal. Mit naturwissenschaftlicher Forschung werden Fortschritte erzielt, mit den Mitteln des Verstehens aber wird eine Welt von Sinngehalten eröffnet, ohne Fortschritt als Wissenschaft, vielmehr in wechselnder Höhe der je persönlichen Bildung. Die verstehende Psychologie gewinnt sich immer von neuem als Weite des Sinns für Gehalte im Umgang mit Menschen unter Aneignung der Überlieferung.

An den Grenzen des Verstehens wird das Unverständliche entweder zur kausalen Fragestellung: es zu begreifen als das Symptom etwa eines schizophrenen Prozesses; dies Unverständliche bleibt auf dem Wege eines fortschreitenden Verstehens als solches absolut dunkel. Oder das Unverständliche ist die Unbedingtheit der freien Existenz, als solche aber ins Unendliche dem weiteren verstehenden Eindringen zugänglich.

Nun aber ist der ärztlich entscheidende Punkt: Die Krankheit liegt nicht in den Verstehbarkeiten, sondern im Unverständlichen, insbesondere in den Umsetzungen der Sinnverstehbarkeiten zu körperlichen oder psychischen Störungen. Warum bewirkt die Verstehbarkeit bei dem einen einen körperlichen Vorgang oder einen seelisch abnormen Zustand, bei dem anderen nicht? Warum erscheint sie in den Formen hysterischer, eine Abspaltung zwischen bewußt und unbewußt vollziehender Mechanismen, warum in anankastischen Formen, warum in sich selbständig machenden körperlichen Begleiterscheinungen von Erlebnissen? Woher kommt es, daß jene verständlichen Zusammenhänge nur bei einem kleinen Bruchteil der Menschen zu Krankheiten werden? Woher kommt es, daß bei den meisten Menschen, wenn sie vergessen möchten und mit Erfolg verdrängen und vergessen, dies durchaus keine Krankheit bewirkt?

Nicht der verstehbare Sinn, sondern der Mechanismus der Umsetzungen ist das ärztlich Wesentliche. Hier führt das Verstehen an seinen Grenzen zur naturwissenschaftlichen Auffassung zurück. Hier würde ein naturwissenschaftlicher Fortschritt grundsätzlich möglich sein. Aber bisher ist kaum ein Ansatz gegeben. Man denkt sich diese außerbewußten Mechanismen in der Fortsetzung neurologischer Erkenntnis. Aber man kennt nur die Erscheinungen. Sie lassen sich unterscheiden und in vielfachen Bildern kennzeichnen, die keine verifizierbaren Theorien sind.

Die naturwissenschaftliche Therapie würde die Ursachen jener Umsetzungen bei organischen Prozessen, wie der Schizophrenie, treffen oder die unbekannten Umsetzungsmechanismen bei Nichtgeisteskranken. Die Therapien, wie Elektroschock oder Leukotomie bei Geisteskranken, sind ein gewaltsames Totalverfahren, ohne eigentlichen Zusammenhang mit dem methodisch analysierenden Sinn moderner naturwissenschaftlicher Forschung.

2. Der naturwissenschaftliche Boden trägt nicht mehr, während die Praxis doch ein Handeln fordert. Da der Arzt helfen will, sucht er unmittelbar durch die Seele auf Seele und Körper

einzuwirken. Die sich so ergebenden Verfahren heißen Psychotherapie. Gibt es also zwei wesensverschiedene Therapien?

Was Ärzte jederzeit taten: unter Menschen menschenfreundlich zu sein und unberechenbar in Situationen oder bei der inneren Verfassung des Kranken durch Wort und Wendung, im guten Augenblick, eine Umkehr zu bewirken, das wurde in neuerer Zeit an der Grenze der naturwissenschaftlichen Medizin als Psychotherapie in selbständigen Methoden bewußt gemacht.

Dabei bleibt das Gespräch zwischen Arzt und Kranken das Wesentliche. Aber zur Methode, die nicht Gespräch ist, wurde Psychotherapie zuerst in den Verfahren der Hypnose und Suggestion, im Erzählenlassen der Träume, im Aussprechenlassen von auftauchenden Einfällen und Erinnerungen, im sogenannten Abreagieren.

Mit den psychotherapeutischen Methoden wird kein Fortschritt des Könnens durch wissenschaftliches Erkennen gewonnen. Der psychotherapeutische Effekt ist kein Beweismittel. Er wird mit allen Methoden durch alle Zeiten unberechenbar erzielt. Die Methoden lassen sich mannigfach abwandeln. Sie werden wiedererkannt in jahrtausendealten asiatischen und abendländischen Verfahren. Der unbefangene moderne Nervenarzt hat sie, losgelöst von ihren Glaubensgrundlagen, zu beliebiger Verfügung.

Man trifft die menschenfreundlichen, harmlosen therapeutischen Umgangsformen gutwilliger Menschen, trifft die Ärzte, die sich von allen Theorien und Dogmatisierungen frei halten möchten, und man trifft die kleinen Heilande, die auf ihre Weise einem Verlangen vieler Menschen genugtun.

3. Innerhalb dessen aber, was unter den Namen Psychoanalyse, Tiefenpsychologie, Psychosomatik geht, ist etwas anderes entstanden. Es läßt sich kaum definieren, am einfachsten: das, was von *Freud* herkommt, der als der gemeinsame Ahnherr verehrt wird. Man kann nur charakterisieren, was in einzelnen Therapeuten mehr oder weniger stark zur Erscheinung kommt:

Seit dem ersten Bannfluch *Freuds* gegen Abtrünnige, durch den er ungewollt ein Kennzeichen seiner Bewegung gab, haben sich Sekten gebildet. Diese kämpfen gegen andere Sekten und vereinigen sich wieder, wie politische Mächte, unter Kompromissen. In der Therapie wird eine Glaubensmeinung den gebändigten Seelen aufgezwungen. Mag der Analysand zunächst Widerstand leisten. Wenn er heilbar, das heißt zum tiefenpsychologischen Glauben irgendeiner Art fähig ist, so geht ihm die offenbare Wahrheit auf, die ihm auch den anfänglichen Widerstand begreiflich macht. Die psychotherapeutische Ausbildung aber nimmt folgende Form an: In der Lehranalyse geschieht die unbewußt raffinierte Einprägung eines Glaubens durch die Exerzitien, die unerschütterlich befestigten, was durch sie in einer Umkehr stattgefunden hat. Diese Indoktrinierung gelingt, wie gelegentlich ausdrücklich gesagt wird, nur bei subjektiver Eignung und Veranlagung. Erweist sich der Widerstand gegen die Indoktrinierung als unüberwindlich, so ist die Lehranalyse abzubrechen und der Adept von der Laufbahn auszuschließen.

Das proteusartig wechselnde Phänomen kann in seiner Vielfachheit fast ins Endlose weiter geschildert werden. Nur noch ein Beispiel. Es gibt innerhalb der Psychoanalyse einen Gegensatz: einerseits die Absicht des unpersönlichen Zuschauens und Eingreifens auf Grund allgemeiner Wahrheit gegenüber den beliebigen Kranken, andererseits die Absicht kommunikativer Nähe gegenüber dem einmaligen Individuum.

Auf jenem ersten Wege ist der Patient befriedigt in der Symbolwelt einer allgemein menschlichen Wirklichkeit. Geschichtliche Symbole werden losgelöst von ihrem Glaubensgrunde unter endlosen Deutungen und Umdeutungen in den psychologischen Raum genommen. Der Patient verlangt, daß er persönlich außer Spiel bleibe wie bei kultischen Riten und daß, was in ihm geschieht, als ein Allgemeines aufgefaßt werde. Der Psychotherapeut darf dann sagen, daß das Persönliche für ihn etwas derart Zufälliges sei, daß er damit nichts anfangen könne. Es konstituiert sich die Dogmatik eines psychifizierten Seins in Analogie zu einer Glaubensdogmatik. Der Patient fühlt sich darin geborgen.

Andere Patienten fühlen, daß sie dabei in ein Nichts versinken, weil sie als sie selbst gleichgültig werden. Ihnen bieten sich für den entgegengesetzten zweiten Weg andere Psychotherapeuten an. Sie wollen dem Patienten ein persönlicher, mit ihm existierender Mensch sein. Zwischen dem Arzt und ihm soll existentielle Kommunikation stattfinden. Der Arzt läßt sich durch den Patienten in Frage stellen, wie dieser durch ihn. Die Maskerade eines liebenden Kampfes soll zum Erwachen der Existenz im Patienten führen – gegen Honorar. Aber geplante Kommunikation muß zu einem Talmigebilde werden.

Gemeinsam ist allen Richtungen, daß sie sich auf eine vermeintlich vorhandene Wissenschaft stützen, in dem Vorgeben, diese sei wahr und richtig und objektiv lernbar und in ständigem Fortschritt.

Gemeinsam ist auch, daß sie nicht im Sinnzusammenhang mit der wissenschaftlichen Psychiatrie aufgetreten, sondern als Totalanschauung fremder Herkunft eingebrochen sind.

Da dieser Typus der Psychoanalyse keine Wissenschaft, weder als Naturwissenschaft noch als verstehende Psychologie, ist, ist sie durch wissenschaftliche Kritik auch nicht zu fassen. Gegen den Wissenschaftsanspruch der Psychoanalytiker ist die Kritik längst vollzogen, aber hat sich als wirkungslos erwiesen. Denn sie begegnet in ihnen einer anderen Macht als der der Wissenschaft. Daher sind auch die psychoanalytischen Dogmen nicht wie widerlegte wissenschaftliche Thesen verschwunden, sondern bei den Anhängern zu einer Form des Denkens und Glaubens und Lebens geworden.

Wie ist dieses Ereignis zu begreifen? Selbstverständlich aus dem Begehren der Patienten und Ärzte, die solche Behandlung wollen. Ein Grund dieses Begehrens aber liegt im technischen Zeitalter: Das Handgreifliche der Realität ist alles. Was man begehrt, kann man technisch herstellen. Der Erfahrung der Grenzsituationen wird ausgewichen, weil die Erschütterung nicht ertragen wird. Der Verlust der transzendenten Wirklichkeit hat den irdischen Glückswillen gesteigert zum absoluten. Alle Schwierigkeiten sollen durch technisches Machen auf Grund von Wissenschaft behoben werden. Diese geglaubte Realität aber hat sich aufgelöst in Betrieb, Hast, Genuß und Wechsel, führt daher zu endlosen Enttäuschungen. Ein Bewußtsein der Verlassenheit, der Überflüssigkeit hat eine so radikale Glücklosigkeit erzeugt, daß immer mehr Menschen den Heilbringer suchen. Weil er Glück verlangt, drängt dieser moderne Mensch zum Arzt der Seele. Er ist ihm der Mann der modernen Wissenschaft und der große Techniker der Seele, der das Glück wiederherstellen kann. Er wird zum Priester der Glaubenslosen. Die verzweifelt Glaubenden opfern ihr Vermögen für die Behandlung. Sie glauben an Dinge, die aus dem Traum, aus der Einprägung eines langsam eingeredeten, verborgenen und nun erinnerten Lebensschicksals wie eine Offenbarung wirken, die als wissenschaftliche Erkenntnis gilt.

Dieser moderne Mensch an sich glaubt sich krank, weil er sich unglücklich fühlt. Jeder braucht die Wiederherstellung des ›Mutes zu sich selbst‹ (Titel eines psychotherapeutischen Buches aus dem Anfang des Jahrhunderts), des ›Mutes zum Sein‹, des ›Weges zum Glück‹.

Das aber setzt voraus die Verschwommenheit des Krankheitsbegriffs. In einer für die moderne Welt charakteristischen Weise definiert die Weltgesundheitsorganisation Gesundheit als einen »Zustand vollkommenen körperlichen, geistigen und sozialen Wohlbefindens«. Solche Gesundheit gibt es nicht. Nach diesem Begriff sind in der Tat alle Menschen und jederzeit irgendwie krank. Wenn aber der Krankheitsbegriff keine Grenzen mehr hat, jeder sich als Dasein schon krank fühlen und zum Arzt gehen darf, wenn der Arzt für alle Leiden dasein soll, dann tritt die existentielle Verwirrung ein.

Die Philosophie

Vielleicht ist die Psychoanalyse nur ein verkehrtes Schauspiel, das durch seine falsche Lösung indirekt anzeigt, was der Arzt sollte und vermöchte.

Die Psychoanalyse ist nicht durch bloße Verneinung abzutun. Vielmehr ist sie durch die Realität ihrer Verbreitung ein drohender Hinweis auf ärztliche Versäumnisse. Was in ihr an Richtigkeiten vorkommt, ist zu begreifen, und was sie verdreht, einzurenken. Die sie überwindende Wahrheit liegt im Raum der Philosophie, die zum denkenden Menschen als solchem gehört.

Der Weg der Wissenschaft, obgleich ins Unendliche fortschreitend, hat im Ganzen seine Grenzen. Was mit dem Verstande wißbar, als Zweck zu entwerfen ist, muß in der Praxis stets überschritten werden. Wo das wissenschaftliche Erkennen aufhört, da hört aber das Denken nicht auf. Ein anderes Denken, ein in den Gegenständen über das Gegenständliche hinausführendes Denken war da, seit Menschen philosophieren. Dieses andere Denken heißt Vernunft. Vertraue ich mich ihm nicht an, so verliere ich mich in die unverbindlichen oder überwältigenden Gefühle des Irrationalen.

Vergeblich aber versuche ich, in der gewohnten Denkungsart der Naturerkenntnis oder der psychologisch verstehenden Denkungsart verharrend, dieses Irrationale, dies an der Grenze Drohende, Wühlende, Untergrabende oder Beschwingende, Führende, Erfüllende wiederum mit meinem Verstande wie einen Untersuchungsgegenstand zu behandeln. Dann verlasse ich die Wissenschaftlichkeit und erreiche nicht die Philosophie. Philosophie begreife ich erst durch das Denken der Vernunft, die mit jedem Schritte den Verstand benutzt, aber über den Verstand hinausgeht, ohne ihn zu verlieren.

Im Verstande verharrend, erfahre ich das Schwebende der Philosophie nur als Ergebnislosigkeit, das Dialektische nur als Widersprüchlichkeit, das Ausbleiben von Anweisungen nur als Nichtigkeit, das Ganze der Philosophie nur als Gerede von Trunkenen.

Wenn ich durch Forschen, statt es methodisch zu durchschauen, verstrickt werde, als ob es alles Denken wäre, dann habe ich mich selbst und mir die Wirklichkeit verschlossen. Ich habe mich eingeschlossen in die Denkformen der empirischen Realität und der gegenständlichen Kategorien überhaupt. Erst eine universale Kategorienlehre, die ausgeführt in der Fachphilosophie deponiert wird, aber ihrerseits unabschließbar ist, macht mich zum Herrn der Denkformen und befreit mich aus dem Gefängnis.

Eingeschlossen aber in meine wissenschaftliche Denkungsart, macht der Durchbruch durch sie in der Praxis mich zu einem ratlosen Kind. Die verführenden Irrationalismen sind bereit mich einzufangen. Dann finde ich nicht die Umkehr in die philosophische Wahrheit des Umgreifenden, sondern nur die Verkehrung in die Unphilosophie pseudowissenschaftlichen Zaubers.

An dieser Grenze zeigt sich die Freiheit. Für die Naturwissenschaft gibt es keine Freiheit. Freiheit ist kein Gegenstand der

Forschung, sondern der unendliche Raum der Erhellung dessen, was der Mensch als er selbst sein kann. Hier liegt der alles entscheidende Punkt, an dem die Umkehr geschieht.

Die philosophische Denkungsart erkennen wir wieder in der großen Philosophie der Jahrtausende, die selber keinen Fortschritt kennt, sondern nur Verlust und Wiederherstellung und die Verwandlung ihrer Erscheinung unter den Bedingungen des jeweiligen Daseins und Wissens.

Diese Philosophie spricht heute nicht ohne weiteres an. Das hat einen Grund in einem verhängnisvollen Irren der neueren Jahrhunderte. Denn die großartige moderne Wissenschaft als zwingendes, methodisch gesichertes Wissen in unbeschränktem Fortschrittsprozeß lehnte die Philosophie als das immer gleichbleibende für sie falsche Wissen ab. Philosophie wollte, um dieser neuen Wissenschaft zu genügen, selber solche Wissenschaft werden. Klarheit bestand weder über das Wesen sachlichen Forschungswissens noch über das philosophische Denken.

Da es die ihrer selbst nicht mehr gewisse Philosophie drängte, es der neuen Wissenschaft gleichzutun, wollte sie sich mit ihr als die exakteste Wissenschaft konstituieren. Dabei ging ihr die Philosophie, sie sich selbst verloren in der Fiktion einer ›wissenschaftlichen Philosophie‹, die bis heute fortdauert. Von der anderen Seite ließen viele Träger wissenschaftlicher Forschung – unwissenschaftlich – ihre Erkenntnis zum Weltbild, das Wissen von ihrer Methode zur Erkenntnistheorie überhaupt, ihre Gesamtanschauung zum Wechselbalg der sogenannten wissenschaftlichen Weltanschauung werden.

So erwuchsen sogleich mit der modernen Naturwissenschaft und Technik deren geistige Verkehrungen. Nur kurz ein historischer Hinweis: *Descartes* verkannte die moderne Wissenschaft, verstand nicht einmal *Galilei*, sondern setzte die alten Spekulationen mit dürftigem Gehalt fort. Obgleich ein schöpferischer Mathematiker, hatte er doch an der modernen Naturwissenschaft keinen Anteil. Seine Modellvorstellungen und ein groteskes mechanistisches Weltbild verführten manche Naturforscher, ihr eigenes Tun mißzuverstehen. *Bacon* entwarf die moderne technizistische Gesinnung, die *Descartes* teilte, aber auch er begriff weder die moderne Naturwissenschaft, noch fand er eine naturwissenschaftliche Erkenntnis. Echte Naturforscher durchschauten es. *Harvey*, der Entdecker des Blutkreislaufs, ein früher Meister der Forschung, die durch Beschränkung und Methode der Untersuchung von Ergebnis zu Ergebnis kamen, welche für immer Bestand haben. – *Harvey* konnte ironisch sagen: *Bacon* philosophiert wie ein Lordkanzler. *Liebig* hat in seiner Schrift über *Bacon* (1863) zum Entsetzen der damaligen Fachphilosophen gezeigt, daß keine Spur von moderner Wissenschaft bei ihm vorliegt. *Descartes* und *Bacon* aber begleiteten durch ihr ungeheures Ansehen mit ihren Gedanken die folgenden Jahrhunderte. Sie haben die Verkehrungen vollzogen und wirksam ausgesprochen, die den Neigungen des halbwissenschaftlichen Denkens entgegenkamen.

Dieses Unheil der Verkehrung ist aber zugleich ein Hinweis auf die neue moderne Chance des philosophischen und des wissenschaftlichen Wahrheitsbewußtseins. Denn die Wissenschaften bringen die doppelte positive Möglichkeit; ihre eigene reine Entfaltung und durch ihr Dasein die entscheidende Klarheit des Sinns der uralten, immer neu zu erringenden Philosophie.

Philosophie, ohne als ihr Moment den Geist der Wissenschaftlichkeit zu haben, wird heute unwahr im ganzen, Wissenschaft ohne Philosophie wird trotz richtiger einzelner Erkenntnisse im ganzen unkritisch und in der inneren Verfassung ihrer Träger zu dunkler Verschlossenheit.

Man hört nicht selten: »Philosophie ist mir zu hoch«, »Philosophie verstehe ich nicht«, »Für Philosophie habe ich kein Organ«, »Philosophie ist nicht mein Fach«. Philosophie heißt abstrakt. Man sagt, sie sei ein luftleerer Raum, in dem die Stimme nicht trage. Die Antwort wäre: Nicht luftleer sei der Raum, aber in der Tat wie bloße Luft, scheinbar nichts, doch die Luft, in der wir atmen müssen, um zu existieren, die Luft der Vernunft, ohne die wir im bloßen Verstand ersticken. Sie wird der Lebensatem der Existenz. Erst durch sie spricht aus tieferem Ursprung die Wirklichkeit.

Unser Blick auf ein Grundproblem der modernen Wissenschaft und Philosophie sollte für das Arztsein den Satz begründen: In der Vereinigung der Aufgaben von Wissenschaft und Philosophie liegt die wesentliche Bedingung, die heute zwar nicht die Forschung, aber die Bewahrung der Idee des Arztes ermöglicht. Die Praxis des Arztes ist konkrete Philosophie.

Abschluß: Was der Arzt vermöchte

Wir vergegenwärtigen drei unheilvolle Tendenzen im modernen Arzte, die jeweils die Schatten einer Größe sind. Erstens hat die Steigerung der technischen Voraussetzungen des ärztlichen Könnens durch die Organisation zur Begleitung die ruinöse Einwirkung auf die Realität der Idee des Arztes. Zweitens hat der Fortschritt naturwissenschaftlicher Erkenntnis zur Begleitung eine Medizin, die, wenn sie ihre Grenzen nicht sieht, durch Theorien die Therapie und den Kranken vergewaltigt, Geist und Seele beschränkt. Drittens hat die Substanz der philosophischen Idee des Arztes an jenen Grenzen zur Begleitung den Unfug der Unphilosophie.

Sind die drei Tendenzen unabwendbar?

Das erste: Gegenüber der technisch-organisatorischen Einklemmung sieht man heute Ärzte, die als einzelne in ihrem Raum zu retten suchen, was unter glücklichen Umständen noch gedeihen kann, in einer Stimmung, unter den letzten einer verschwindenden Welt zu sein. Wer aber entschlossen ist, als Arzt seiner Idee zu genügen und als Kranker vernünftig zu werden, läßt sich nie entmutigen. Es findet doch der ständige Kampf um Reformen statt, und es gibt die Solidarität der Vernünftigen.

Das zweite: Die Beschränkung auf die naturwissenschaftliche Medizin ist für den Forscher ungefährlich. Er ist noch nicht Arzt. Der Arzt aber bedarf im Unterschied vom beschränkten Forscher der Universalität. Zwar gibt es keine Ganzheitsmedizin. Das Ganze ist kein Gegenstand, sondern eine Idee. Aber der souveräne Arzt will universal die möglichen Gesichtspunkte zur Verfügung haben und als Mensch in der menschlichen, in der geistigen Welt zu Hause sein.

Das dritte: Man sieht Ärzte, die Philosophie verwerfen, mit Recht, wenn sie Fachphilosophie und Unphilosophie meinen. Aber ohne Philosophie kann man an der Grenze naturwissenschaftlicher Medizin des Unfugs nicht Herr werden.

Man darf an das hippokratische Wort erinnern: ἰατρὸς φιλόσοφος ἰσόθεος.

Der Arzt, der auf Grund des naturwissenschaftlich technischen Fortschritts so Unerhörtes kann, wird zum ganzen Arzt erst, wenn er diese Praxis in sein Philosophieren aufnimmt. Dann steht er auf dem Felde der Realitäten, die er kundig gestaltet, ohne sich von diesen Realitäten düpieren zu lassen. Als der stärkste Realist weiß er im Nichtwissen.

Durch die Intimität mit seinen Kranken, dieser Zuflucht persönlicher Hilfe, die sich gegen fremde Mächte und den Staat und die Gesellschaft behaupten kann, gelangt der Arzt in seiner Nüchternheit zu der menschlichsten Erfahrung. Angesichts der Not kommt er in der Praxis zu der philosophischen Einsicht, in das Ewige, diese Einsicht, die den Fortschritt selber erst zum Guten wenden kann.

Das aber ist die Schicksalsfrage des technischen Zeitalters überhaupt. In diesem Zeitalter der Aufklärung, in der Steigerung des Wissens und Könnens, im Glauben an den Fortschritt an sich, ist oft unverständlich geworden das, worauf es für den Menschen eigentlich ankommt. Während die realen Dinge in der Welt deutlicher wurden als je, hat sich die Wirklichkeit verdunkelt.

Überall und im ganzen steht das Zeitalter vor der Frage nach der Umkehr. Niemand weiß, wo die Erneuerung zuerst aufflammen wird.

Der Arzt, der den Forscher in sich zum Bewußtsein seiner Grenzen zwingt, nichts als unbefragt selbstverständlich stehenläßt, und der dem Philosophen in sich durch Besinnung die Führung gibt, könnte angesichts der tödlichen Gefahren durch die Folgen der Technik und durch Irrlichter, stellvertretend für alle den Weg finden heraus aus dem Gefängnis beschränkten Verstandesdenkens. Vielleicht sind Ärzte berufen, das Zeichen zu geben.

Zur Kritik der Psychoanalyse

Es ist kaum möglich, von der Psychoanalyse als einer Einheit zu reden, es sei denn, daß alle Psychotherapeuten, die sich ihrer bedienen, an Freud sich orientieren – in orthodoxer Gefolgschaft oder in kritischer Ablehnung. Es ist kein Zweifel, daß Freud der überragende Kopf ist. Das Gewicht seines Wissens, die Radikalität, mit der er bis zum Absurden geht, sein Bezug auf die Krisis eines verlogenen Zeitalters, sein Stil und seine Eigenwilligkeit wirken stärker als irgendeiner der Nachfolger es vermochte. Alle grundlegenden Erkenntnisse stammen von ihm. Seine Befangenheit in naturwissenschaftlichen Begriffen, ohne eigentlich naturwissenschaftlich zu forschen, seine Abhängigkeit vom psychologischen Denken der Art Herbarts gehören dem Manne des 19. Jahrhunderts. Seine eigentümliche Kälte, ja, sein Haß beflügeln die Weisen seiner Untersuchung. Es ist längst durch Kritiken gezeigt worden, was in seinen Schilderungen, Deutungen, Thesen Erkenntnisbedeutung hat, was pseudowissenschaftliches Verfahren, was in der Folge nicht etwa Fortschritt einer haltbaren Theorie, sondern bloßer Wandel der Einfälle des Autors ist. Freud nimmt teil am Sinne moderner Wissenschaft. Er bewirkt mit seinen Entschleierungen selber neue Verschleierungen. Er macht in der Geistesgeschichte aufmerksam auf unbeachtete Möglichkeiten, aber kommt immer schnell zu ahnungslosen, ja, frechen Gedanken (wie im Mosesbuch u. a.).

Heute gibt es innerlich unabhängige Psychotherapeuten, die den Menschen lieben und ihm helfen möchten. In je einmaliger persönlicher Gestalt tun sie vernünftig das Mögliche. Sie benutzen auch psychoanalytische Methoden, ohne ihnen zu verfallen. Sie organisieren und technisieren nicht, was für immer Sache der geschichtlichen Kommunikation einzelner Menschen bleibt. Sie sind naturwissenschaftlich klares Erkennen gewöhnt und haben es stets als die Grundlage aller Therapie gegenwärtig. Von ihnen soll hier nicht die Rede sein.

Vielmehr möchte ich wieder einmal hinweisen auf einen, wie es scheint, immer stärker werdenden Zug innerhalb der psychoanalytischen Bewegung, auf das, was den Glaubenscharakter in diesem Denken ausmacht. Dieser Glaube wird möglich und gefördert durch einige sachliche Irrtümer, von denen folgende formuliert seien:

1. Es wird verwechselt das Sinnverstehen mit dem kausalen Erklären.

Sinnverstehen vollzieht sich in Gegenseitigkeit der Kommunikation. Kausalität ist sinnfremd, in Distanz als ein Anderes zu erkennen.

Durch Verstehen bewirke ich nicht, sondern appelliere an Freiheit. Durch kausales Erklären werde ich fähig, in gewissem Umfang rational berechenbar einzugreifen in das Geschehen im Sinne erwünschter Ziele.

Verwechsle ich aber die Verstehbarkeit von Sinn im Raume der Freiheit und die kausale Erklärbarkeit, so taste ich die Freiheit an. Dann behandle ich sie wie ein Objekt, als ob sie erkennbar da sei, wodurch ich sie erniedrige. Und dazu versäume ich kausale Möglichkeiten, die wirklich bestehen.

2. Die Weise der therapeutischen Wirkung ist fragwürdig. Man weiß, daß alle psychotherapeutischen Verfahren in der Hand wirksamer Persönlichkeiten Erfolge haben, durch die Jahrtausende hindurch. Man sieht, daß psychoanalytische Verfahren ebensoviel Erfolge und Mißerfolge haben wie andere Methoden. Die Befriedigung mancher Patienten an der eingehenden Beschäftigung mit ihnen und ihrer gesamten Biographie ist nicht gut als Heilung zu bezeichnen. Während in der eigentlichen Medizin durch die Erkenntnisse der letzten anderthalb Jahrhunderte gewaltige, fast märchenhafte Heilerfolge möglich geworden sind, so daß sich das Leben des abendländischen Menschen um durchschnittlich zwanzig Jahre verlängert hat, sind die psychotherapeutischen Erfolge allem Anschein nach nicht größer geworden. Sie können es der Natur der Sache nach kaum

werden. Was hier Therapie heißt in der Unbestimmtheit und Beliebigkeit des Sinns von Heilung, ist an dem Wort eines namhaften Psychoanalytikers von 1933 zu erkennen: die größte psychotherapeutische Handlung sei die Wirkung Adolf Hitlers.

3. Was man Neurose nennt, ist nicht charakterisiert durch die verstehbaren Inhalte der Erscheinungen, sondern durch den Mechanismus der Übersetzung von Seelischem in Körperliches, von Sinn in sinnfremdes leibliches Geschehen oder in psychische Mechanismen von Zwangsneurosen, Schizophrenien u. a. Nur eine prozentual geringe Zahl von Menschen leidet an diesen Mechanismen, an dieser Begabung oder diesem Verhängnis, daß eigene geistige Vollzüge, Akte ihrer Freiheit, ihnen in leiblichen und psychischen Umsetzungen als ein Fremdes begegnen, dessen sie nicht Herr werden. Die meisten Menschen dagegen verdrängen, vergessen, lassen unerledigt, leiden und dulden das Äußerste, ohne je dadurch zu leiblichen oder psychischen Umsetzungen zu kommen.

Diese und andere Irrtümer sind als solche wissenschaftlich faßlich. Hier läßt sich untersuchen, unterscheiden, prüfen. Anders liegt es bei den psychoanalytischen Grundanschauungen, die man Glauben nennen darf. Dieser Glaube ist charakterisiert durch folgende Züge:

1. Alles, was dem Menschen und im Menschen geschieht, hat Sinn. Die Verabsolutierung des Bedeutens und die Nivellierung dieses Bedeutens auf eine einzige Ebene von Sinnverstehen bedeutet eine »Weltanschauung«, der alles Symbol wird, aber von der Art des Symbols, das deutbar ist. Von faktischen hysterischen Symptomen und anderen greifbaren Krankheitserscheinungen wird das Deuten auf alle Krankheiten, auf die gesamte Biographie des Menschen ausgedehnt. Dabei ergeben sich endlose Möglichkeiten des Deutens und Umdeutens, des entgegengesetzten Deutens, des Weiterdeutens und Überdeutens, das kein Ende hat und Kriterien für richtig und falsch verliert. Erkennbarkeit, in das Fließen der endlosen Deutung gebracht, ist nicht mehr Erkennbarkeit.

2. Es erwächst der Anspruch eines Totalwissens vom Menschen, von seiner eigentlichen Substanz, die noch vor der Scheidung in Leib und Seele liegt. Diese Totalisierung der Menschen-

auffassung ist wissenschaftlich unmöglich. Sie ist als Denkstruktur dem Totalitarismus in der historisch-soziologischen Auffassung analog. Sie beruht auf der Verwechslung von Erkennbarkeit und Freiheit. Freiheit, zum Gegenstand gemacht, ist nicht mehr Freiheit.

3. Krankheit wird zur Schuld. Was in begrenzten Bereichen ein möglicher Standpunkt gegenüber Krankheitserscheinungen ist – in keinem Falle ein ärztlicher Standpunkt –, das wird mehr oder weniger deutlich auf alle Krankheiten ausgedehnt. Eine falsche und in ihren Folgen inhumane Philosophie verdirbt den Sinn und das Ethos ärztlichen Helfens.

4. Es entsteht, mehr oder weniger bewußt, eine Vorstellung von menschlicher Vollkommenheit, die Gesundheit genannt wird. Die Einheit des Menschen, die Einheit der Wissenschaft, die Einheit der Medizin werden pathetisch betont – aber gemeint als Unterwerfung unter die fragwürdigen Glaubensgehalte der schlechten, schwankenden, in verwirrenden dialektischen Kreisen unklar sich bewegenden Philosophie.

5. Es ist verborgene, fanatische und zerstörerische Tendenz am Werk. Sie wird selten ausgesprochen, deutlich aber einmal von Viktor von Weizsäcker. Er hat die »Sorge ..., daß, wenn einmal die psychotherapeutische Auflösung und Heilung einer schweren Organkrankheit gelingt, im Gefolge ein Zustand auftreten kann, der an eine Psychose grenzt ... wenn die Krankheit also gleichsam eine Materialisierung des Konflikts ist, dann ist mit ihrer Spiritualisierung auch der Konflikt wieder da ... die gelungene Psychotherapie ist dann eine Neuproduktion eines Konflikts. – Wenn aber der Konflikt nun zu vorher unerhörten Gedanken, zu größeren Taten führt, dann wird es eine Umwelt geben, welcher das gar nicht gefällt. Ob Ehescheidung, politischer Umsturz oder religiöse Revolution – allemal wird der so Geheilte zum Gegner gewohnter Ordnung werden und sein Arzt ... mißbilligt werden. Was ich hier ausspreche, ist zur Hälfte Prophetie, zur anderen Hälfte aber Beschreibung von bereits Geschehendem.« – »Die recht verstandene psychosomatische Medizin hat einen umstürzenden Charakter ... Aber allerdings wo das Leben ein sinnvoller Widerspruch ist, da soll es, da muß es auch die Therapie sein ... Therapie, das heißt: ärztliches Handeln betei-

ligt sich am Krankheitsvorgang, begleitet ihn, vermischt sich mit ihm, wirkt mit am Verlauf.«

Was hier vorliegt, ist offenbar. Wer es nicht sieht, für den bedürfte es der Interpretationen, die hier viel zu lang geraten müßten.

In diesen Glaubensmotiven liegt eine Wahrheit, aber eine in solchen Formen verkehrte Wahrheit. Es ist die Wahrheit, daß für den Arzt – wie für jeden Beruf im Umgang mit Menschen – es nicht genügt, das wissenschaftlich Erkennbare gelernt zu haben und anzuwenden. Die sittliche Persönlichkeit des Arztes bedeutete von jeher mehr. Was die Idee seines Berufes ist, in der die anwendbare Wissenschaft nur ein Werkzeug ist, das ist nicht selber Gegenstand der Wissenschaft, sondern Sache der Selbsterziehung in innerem Handeln im Raum von Philosophie und Religion. Wenn etwa Th. Bovet von der »Psychohygiene« spricht und sagt: »Wer sie lehrt, muß sie persönlich verkörpern«, dann meint er wohl dies und sagt manches Gute. Er spricht von Beratung und Hilfe in seelischer Not und meint: »Man kann niemanden weiterbringen als man selber steht«, – oder »Wer die Ehe nur als eine spezielle Form neben anderen möglichen Formen betrachtet, der hat von der Ehe nichts oder wenig verstanden und taugt nicht zum Seelenhygieniker«, – oder: »Wer den religiösen Glauben als Suggestion oder Illusion abtut, soll sich nicht mit Psychohygiene befassen.«

Man fragt sich, ob die Psychoanalyse der Weg sei, zur Reife, zum Lebensgehalt, zum wahren Glauben zu gelangen. Oder ob hier nicht vielmehr durch verkehrten, bodenlosen Glauben, der sich doch fanatisch festhält, der Weg verlegt wird zum eigentlichen Menschsein, das sich durch Bezug auf Transzendenz gewinnt.

Der Glaube von Psychoanalytikern kann mit skeptischen Wendungen auftreten, wenn etwa Jung alle seine Ansichten nur als »Vorschläge und Versuche zur Formulierung einer neuartigen naturwissenschaftlichen Psychologie« betrachtet. Denn er ist der Meinung, »daß die Zeit zu einer Gesamttheorie ... noch längstens nicht gekommen ist«, hält diese also grundsätzlich als mögliches Ziel fest und entwirft in der Tat ständig Schemata einer solchen für ihn denkbaren Gesamttheorie.

Das medizinische Kleid für unmedizinische Anschauungen, das ärztlich-therapeutische Kleid für unärztliche Behandlungsmethoden im Umgang mit Leiden und Nöten schafft eine Verwirrung der Grundhaltung, die den Boden bereitet für eine Orthodoxie. Was mit dem Bannstrahl Freuds gegen abtrünnige Schüler begann, bedeutet eine in der Sache gelegene Tendenz. Diese Tendenz ist stärker geworden. Was möglich werden wird, deute ich an:

Psychoanalytiker gründen seit Jahrzehnten Gesellschaften. Diese erstreben das Recht zur Verteilung von Diplomen auf Grund der Organisation eines Lehrbetriebs. Sie appellieren wie Sekten an Solidarität. Nicht wissenschaftlich bestimmte Diskussion auf dem Boden einer alle verbindenden Vernunft, sondern eine – in ihren Formulierungen fließende, aber in der Haltung kenntliche – Totalanschauung vereinigt die Glieder.

Schon ist der Schritt zur Züchtung von psychoanalytisch orthodoxen Psychotherapeuten in Sicht: durch einen radikalen Unterschied in den Voraussetzungen einer ärztlichen Approbation und der geplanten psychoanalytischen Approbation. Die ärztliche Approbation wird erteilt auf Grund von Kenntnissen und Fertigkeiten, die ich mir im wissenschaftlichen Bewußtsein allgemeingültig durch Erkennen, an der Hand jederzeit wiederholbarer Beobachtungen und Experimente erworben habe. Dagegen soll die Approbation als Psychoanalytiker darüber hinaus die sogenannte Lehranalyse voraussetzen. Das ist ein Vorgang durchaus analog den Exerzitien, in denen nicht durch allgemeingültiges Erkennen, sondern durch Einübung in der Behandlung des eigenen Bewußtseins die Wahrheit erworben wurde. Die Lehranalyse prägt die Glaubensanschauungen im Zusammenhang mit dem eigenen Dasein so tief ein, daß sie, im Falle des Gelingens, verläßlich festsitzen und den so Gezüchteten zu einem geeigneten Glaubensmitglied der geplanten Zunft machen. Ein argentinischer Entwurf der Ausbildungsvorschriften, in einer deutschen analytischen Zeitschrift mit offenbarer Zustimmung abgedruckt, gibt darüber Aufschluß: Zulassung auf Grund des Lebenslaufs und der Rücksprache mit zwei Lehranalytikern, also Eignungsprüfung – Minimum von 350 Sitzungen der Lehranalyse – Mitarbeit an einer von einem Mentor geleiteten Studiengruppe – wenn reif, Zulassung zu zwei Kontrollanalysen in einem Jahr, d. h. Analysen des angehenden Analytikers an zwei Patienten unter Kontrolle eines Erfahrenen – schließlich Berichte des Lehranalytikers, des Kontrollanalytikers und des Mentors. Aber nun das Kennzeichnendste: Wenn nach Ansicht des Lehranalytikers die Lehranalyse nicht in zufriedenstellender Weise fortschreitet, kann der Lehranalytiker einmal gewechselt werden, – wenn es wieder scheitert, rät man von Fortsetzung der Laufbahn ab – d. h. es hat sich gezeigt, daß der Betreffende nicht begabt zu dem notwendigen Glauben ist. Durch Wiederholung in den langen Analysen wird der Glaube fest; brauchbar ist der so Einschulbare. Zwar ist nie von Gehorsam die Rede, aber er ist die verborgene Forderung, die schon Freuds Bannstrahl bedeutete. Die Qualifikation wird verwirkt durch ernstlichen Zweifel und Frage, durch die Freiheit der Vernunft.

Hier ist – freilich ohne Bewußtsein seiner Bedeutung – ein außerordentlicher Schritt getan.

Die Lehranalyse kann wissenschaftlich nicht als methodisch einwandfreie Erkenntnisquelle gelten, – obgleich bei ihr Erfahrungen stattfinden, die wissenschaftliches Interesse gewinnen können. Aber die Lehranalyse muß der Vernunft als würdelos erscheinen. Der existentielle Prozeß der Selbstdurchleuchtung und der Selbstwerdung im inneren Handeln, die Freiheit selber ist im Ernst nicht möglich vor einem anderen Menschen, es sei denn in der Lebensgemeinschaft existentieller Kommunikation, in der jeder er selbst wird, indem der andere er selbst wird. Was am Leitfaden der hohen philosophischen Überlieferung von den Stoikern, Augustin bis zu Kierkegaard und Nietzsche, an der Hand der Dichter und Weisen allein durch eigenen Vollzug erworben werden kann, das muß verlorengehen in einem technisierten Prozeß der Analyse durch einen sogenannten Sachkenner. Hier gibt es für das Urteil keine Halbheit. Es handelt sich nicht mehr nur um Wissenschaft, sondern um Vernunft und Freiheit selbst (ganz abgesehen von der Fülle von Albernheiten, die in der psychoanalytischen Literatur mitschwimmen und denen nicht ausgesetzt zu werden, niemand gewiß sein kann, der sich auf wirkliches Mitmachen als Objekt einer Lehranalyse einläßt).

Eine Frage wird durch diese Forderung der Lehranalyse – und

nur durch sie – unausweichlich: Kann eine Hochschule, welche freie Forschung pflegt, allen Erkenntnismöglichkeiten, also auch der Psychoanalyse ihren Raum öffnet, damit in freier Diskussion und objektiv prüfbarer Leistung bewährt werde, was da herauskomme, – kann eine Hochschule, die dabei nur eine Voraussetzung macht, die der Liberalität und Wissenschaftlichkeit und Unbefangenheit ihrer Glieder, – kann sie Institute errichten, die für ihre Zöglinge zur Bedingung eine Lehranalyse machen in mindestens 300 oder 150 oder wieviel Sitzungen? Mir scheint: nein, sie kann gestatten, daß Lehranalysen stattfinden, nicht daß sie zur Bedingung des Erwerbs von Diplomen gemacht werden. Hier ist eine Grenze erreicht. Die Hochschule könnte auch kein Institut brauchen, das durch buddhistische Meditationstechniken in Stufen der Bewußtseinsverwandlung höhere, übersinnliche Erkenntnisse schaffen wollte. In dieser Frage scheint mir Klarheit unerläßlich. Jedem, der es will, ist es erlaubt, es zu versuchen und an sich eine Lehranalyse machen zu lassen. Aber es kann nicht Bedingung werden, ohne den Sinn der wissenschaftlichen Forschungsinhalte zu verkehren. Wo die Lehranalyse zur Bedingung eines Forschungsweges gemacht wird, ist die freie Wissenschaft verneint. Übrigens hat Freud an sich keine Analyse machen lassen.

Die Lehranalyse ist wie alle Experimente am Menschen keine indifferente Sache. Zwar ist sie keine Gefahr für Leib und Leben, aber Gefahr für die Reinheit, Freiheit und das Heil der Seele. Wo das Experiment am Menschen, an sich selbst, zur Bedingung einer Approbation gemacht wird, da ist die Humanität verletzt. Zwar ist noch Freiheit, denn niemand braucht ja jene Approbation zu erstreben, und man kann heute noch ohne sie Psychotherapie betreiben. Aber die Gesinnung ist sichtbar. Und zweifellos würde aus dieser Gesinnung ärztliche Psychotherapie ohne jene autoritäre Approbation untersagt werden, wenn sie die staatliche Macht dazu hätte.

Blickt man auf alle diese Erscheinungen, von denen ich nur an wenige erinnert habe, und sieht man dann, wie etwa auf dem Wiesbadener Internistenkongreß 1949 solche Dinge ernst genommen wurden, so kann man wohl in Staunen geraten. Das Maß der Anerkennung in der Diskussion seitens der Nichtanalytiker, die Vorsicht, als ob etwas daran sein könne, die Sorge, durch radikale Verwerfung von Unwissenschaft sich zu blamieren, zeigt, wie tief die Wirkung dieser Glaubensweisen geht. Es könnte hier, wo mit der Wissenschaft zugleich Freiheit und Menschlichkeit und der Ernst des Unbedingten bedroht sind, eine Reaktion zur notwendigen Selbstbesinnung führen.

Denn seit hundert Jahren ist wohl das ärztliche Wesen unter Vergessen seiner Berufsidee bei gewaltiger Steigerung des technischen Könnens immer mehr an dieses verfallen. Nun ist für den Arzt beides notwendig: Erstens die Naturwissenschaft und das durch sie begründete Können und damit das klare methodische Bewußtsein von den kausalen Wirkungen und ihren Grenzen, das saubere Denken und Handeln im Rahmen des durch Wissenschaft Möglichen. Zweitens aber muß dieses Können Werkzeug bleiben, das unter Führung des Ethos des Arztes steht. Nicht in den naturwissenschaftlich begründeten Mitteln, wohl aber in der Weise ihrer Anwendung, im Einverständnis mit dem Kranken und unter seiner Mitwirkung, liegt das grundsätzlich Andere der Aufgabe, Tiere oder Menschen zu behandeln. Dieses Andere ist nicht Gegenstand wissenschaftlicher Forschung, sondern Sache der sittlich reif werdenden humanen Persönlichkeit. Die echte Wissenschaftlichkeit und diese Persönlichkeit aber sind untrennbar. Die Wissenschaftlichkeit wird unzuverlässig, wenn die letztere versagt. Die Persönlichkeit genügt nicht, wenn sie das Werkzeug nicht beherrscht: gute Leute, aber schlechte Musikanten sind nicht zu gebrauchen.

Die Psychoanalyse in denjenigen ihrer Erscheinungen, an die hier gedacht wurde, ist ruinös für das eigentlich ärztliche Wesen. Aber sie ist wie ein Fanal zur Beschwörung der ärztlichen Selbstbesinnung. Man darf diese Selbstbesinnung sich nicht zu leicht machen. Die Unwahrheit des alles echte Arzttum zerstörenden Gegners wird nicht bekämpft durch selbstzufriedene Wissenschaftlichkeit, sondern nur durch das Ganze des Ethos, in dem auch die Wissenschaftlichkeit selbst erst zuverlässig bleibt.

Wesen und Kritik der Psychotherapie

Vorwort zur Erstausgabe

Psychotherapie ist heute zu einer Sache fast aller Menschen geworden. Zwar ist sie erwachsen auf ärztlichem Boden. Aber sie hat sich von ihrem Ursprung losgelöst. Es gibt heute Psychotherapeuten ohne ärztliche Ausbildung, wohl auch ärztliche Psychotherapeuten, bei denen ihre medizinische Ausbildung praktisch kaum noch eine Rolle spielt. Wer sich in psychotherapeutische Behandlung begeben will, sollte wissen, was er tut und was er zu erwarten hat.

In diesem Bändchen sind aus meiner »Allgemeinen Psychopathologie« (6. Auflage 1953, Springer-Verlag) zwei Abschnitte abgedruckt, die sich ausdrücklich mit der Psychotherapie beschäftigen. Sie scheinen mir geeignet zur Information für jeden, der Interesse an diesen Fragen nimmt. Denn sie sind allgemeinverständlich, aber im Rahmen eines umfangreichen Werkes der breiteren Öffentlichkeit fast unzugänglich.

Ich möchte durch sie allen nützen, die zu vernünftiger Auffassung, wissenschaftlicher Denkungsart, philosophisch kritischer Haltung bereit sind.

Basel, Dezember 1954 *Karl Jaspers*

Psychotherapie heißen alle die Behandlungsmethoden, die auf die Seele oder den Körper mit Mitteln wirken, die über die Seele führen. Sie erfordern sämtlich die Mitwirkung des dafür bereiten Willens der Kranken. Die Psychotherapie hat ihr Feld bei der großen Menge der Psychopathen und bei den leichter Geisteskranken, bei all den Menschen, die sich krank fühlen und unter ihren psychischen Zuständen leiden, fast immer auch bei körperlichen Erkrankungen, die so oft durch nervöse Symptome überlagert werden, und zu denen die Persönlichkeit innerlich Stellung nehmen muß. Bei allen diesen besitzen wir folgende Wege seelischer Beeinflussung:

Suggestionsmethoden

Ohne an die Persönlichkeit des Kranken zu appellieren, benutzen wir die Suggestionsmechanismen, um bestimmte greifbare Wirkungen zu erzielen: Befreiung von einzelnen Symptomen, körperlichen Folgeerscheinungen, Verbesserung des Schlafes usw. Entweder im *hypnotischen* Zustand oder in der *Wachsuggestion* machen wir den Kranken für Suggestionen zugänglich und reden ihm dann ein, was wir erreichen wollen. Es kommt an auf die Anschaulichkeit und Eindringlichkeit der im Kranken angeregten Vorstellungen, auf die vitale bezwingende Gegenwärtigkeit des Suggestors. Der Glaube des Kranken hilft und bald ist ein wirkliches Resultat erzielt.

Zu der suggestiven Beeinflussung, allerdings von Arzt und Patient oft nicht gewußt, gehören auch eine große Zahl medikamentöser, elektrotherapeutischer und anderer Maßnahmen, mit denen seit altersher bei psychisch und nervös Kranken glänzende Erfolge erzielt werden. Es ist dabei gleichgültig, ob man Zuckerwasser, blaugefärbtes Wasser, eine tonische Pille verordnet, ob man den elektrischen Strom wirklich durch den Körper schickt oder durch großen Apparateaufbau bloß den Schein hervorruft. Der Patient muß von der Bedeutung der Maßnahme überzeugt sein, das allein ist das Wichtige. Er muß glauben an die Macht der Wissenschaft oder das Können und Wissen der willensstarken, autoritativen ärztlichen Persönlichkeit[1].

Kathartische Methoden

Sofern Kranke unter der Nachwirkung ihrer Erlebnisse leiden, und soweit ihre einzelnen Symptome Manifestationen dieser Nachwirkung sind, müssen die Affekte, die die Quelle der Leiden sind, irgendwie zum »Abreagieren« gebracht werden. Diese psychoanalytische Behandlung ist von Breuer und Freud zu einer Methode entwickelt, deren spätere Entwicklung durch Freud man nicht im einzelnen zu übernehmen braucht, wenn man das zugrunde liegende Prinzip anerkennt. Wir lassen die Kranken sich aussprechen, helfen ihnen auf den richtigen Weg, wenn sie wesentliches zu verschweigen scheinen, zeigen ihnen Verständnis und ge ben ihnen die Sicherheit, daß wir sie nicht moralisch beurteilen. Solche »Beichten« pflegen oft eine erlösende Wirkung zu haben. Es gibt einzelne Fälle, in denen vollkommen vergessene (abgespaltene) Erlebnisse bewußt gemacht werden können, und bei denen damit sofort ein abnormes körperliches oder seelisches Symptom aufhört. Frank hat die Methode ausgebaut, im hypnotischen Halbschlaf von den Kranken vergessene Erlebnisse zu erwecken und zum Abreagieren zu bringen.

1 Im ersten Weltkriege wurde eine alte grobe, in der Erbschen Klinik (Heidelberg) geübte Methode des heftigen Elektrisierens zur sofortigen Beseitigung von hysterischen Phänomenen berühmt. *Kaufmann*: Die planmäßige Heilung komplizierter Bewegungsstörungen bei Soldaten in einer Sitzung. Münch. med. Wschr. 1916 I.

Übungsmethoden

So nennt man Veranstaltungen, durch deren regelmäßige Wiederholung der Kranke an sich selber arbeitet nach bestimmten Vorschriften. Dadurch sollen indirekt erwünschte Veränderungen der seelischen Haltung erzielt und Fähigkeiten erworben werden.

a) *Gymnastik:* In mannigfachen Formen sind heute gymnastische Übungen verbreitet. Auf das unbewußte Seelenleben, die unwillkürlichen Einstellungen und inneren Zustände wirken entweder Wille und Bewußtsein – meistens mit geringer Macht – oder Vollzüge eines Tuns (magische Riten, Kultakte, Festlichkeiten usw.). Diese Verwandlungen des unbewußten Seelenlebens sucht man auf eine beim modernen Unglauben sachgemäße Weise durch Leibesübungen zu bewirken. Durch Lockerung und Lösung oder Spannung und Festigung der beseelten Leiblichkeit wird die Seele selbst mitverwandelt.

Für den gehetzten, ständig aktiven, in übersteigerter Willensanspannung lebenden Abendländer gelten als die wichtigsten die Entspannungsübungen. Atemübungen sind von manchen Therapeuten geschätzt: das Atmen ist im Ein- und Ausatmen wie ein Symbol des Aufnehmens der Außenwelt und des Verströmens an sie, im bewußten Üben des Atmens soll das unbewußte Seelenleben frei werden, sich der Welt anzuvertrauen.

b) *Das autogene Training* hat J. H. Schultz zu einer Methode gemacht. Es ist der Weg einer Wirkung des Willens auf das eigene somatische und seelische Leben zunächst durch Umschaltung des Bewußtseinszustandes, dann durch Autosuggestionen in der »konzentrativen Selbstentspannung«.

Erziehungsmethoden

Je mehr der Kranke zum Arzt aus eigenem Bedürfnis zu Unterordnung und Leitung kommt, desto mehr kann das Verhältnis den Charakter einer Erziehung bekommen. Man nimmt ihn aus seiner gewohnten Umgebung ins Krankenhaus, in einen Badeort, ein Sanatorium. Durch Veranstaltungen unter der Führung der autoritativen Stimmung findet direkt eine Disziplinierung statt. Man gibt dem Kranken eine vollständige Lebensreglementierung. Er muß Stunde für Stunde wissen, was er zu tun hat, und das Programm streng einhalten.

Methoden mit Anspruch an die Persönlichkeit selbst

Wenn die Verantwortung für die Wirkung in die Persönlichkeit des Kranken gelegt wird, er selbst die letzten Entscheidungen trifft, sein Urteil maßgebend bleibt und seine Aktion eine direkte ist, ist die Methode grundsätzlich anders als in allen bisherigen Fällen. Sie ist einfacher in der Form, aber menschlich bedeutungsvoller als alle vorhergehenden, am wenigsten auf Regeln zu bringen, gebunden an den Takt und die Nuance.

a) Der Arzt *teilt sein psychopathologisches Wissen mit*, unterrichtet den Kranken über das, was tatsächlich bei ihm vorliegt. Wenn der Kranke etwa als Zyklothymer über das Phasische seiner Leiden klar wird, so ist ihm das dienlich, um falsche Befürchtungen loszuwerden, und dienlich, um die außerbewußte Ursache von Phänomenen zu begreifen, die ihn vielleicht ausschließlich moralisch quälen.

b) Der Arzt *will begründen und überzeugen*, er wirkt auf Wertschätzung und Weltanschauung des Kranken. Man spricht von Persuasionsmethoden.

c) Der Arzt *wendet sich an den Willen*. Er hält im einen Fall zur Willensanstrengung an, im anderen Fall zur Preisgabe einer Selbstbeherrschung an falscher Stelle. Die Kenntnis der Phänomene, die in gewissem Umfang der Selbstbeherrschung zugänglich sind, und derjenigen, die es nicht sind (z. B. die Zwangserscheinungen), wäre entscheidend. Wo der Wille eingreifen kann und soll, und so andererseits solcher Eingriff in jedem Fall verschlimmert und vielmehr ein Gehenlassen nötig ist, darüber ist ein gewissenhafter Beobachter nicht selten unklar.

Wir wissen, daß unser bewußtes Leben nur gleichsam die oberste Schichte eines weiten und tiefen Reiches unter- und außerbewußten Geschehens ist. Dieses unterbewußte Seelenleben beeinflussen, dessen Wirkungen leiten, ihnen freien Lauf lassen oder sie hemmen, darin besteht Selbsterziehung. Je nach der Art des Seelenlebens sind dabei entgegengesetzte Wege notwendig. Auf der einen Seite muß gegenüber Hemmungen und aus Grundsätzen konventioneller Art entsprungenen Einflüssen die Hingabe ans Unbewußte, das Wartenkönnen, das Horchen auf Instinkte und Gefühle gepflegt werden; es müssen Keime entwikkelt werden, die im Unbewußten schlummern. Oder es muß der Wille im Gegenteil zu Hemmungen und Verdrängungen erzogen werden, wenn Gebiete des Unbewußten sich auf Kosten anderer Gebiete breitgemacht und den Menschen aus der Bahn geworfen haben. So gehen unsere Beeinflussungen auf der einen Seite zur Aktivität, Anspannung, auf der anderen Seite zur Hingabe, zur Abspannung, zum Vertrauen und das eigene Unbewußte.

Fast immer steht der Mensch sich selbst, seinem eigenen Unbewußten gegenüber. Selten ist es bei einem Patienten, daß er sich gleichsam mit seinem Unbewußten, mit seinen Instinkten und Gefühlen völlig identifiziert. Meistens steht die Persönlichkeit mit ihren eigenen Grundlagen im Kampf. Und diesen Gegensatz der Persönlichkeit zu eigenem Unbewußten im Einzelfall zu verstehen, ist die Bedingung für eine klare Beeinflussung. Nicht diejenigen Menschen, deren Unbewußtes durch Gleichmäßigkeit, Zuverlässigkeit und Kraft der auftauchenden Gefühle und Triebe ausgezeichnet ist und die sich mit ihrem Unbewußten eins wissen, kommen zum Nervenarzt, sondern diejenigen, deren Unbewußtes verworren, unzuverlässig, unbeständig ist, die mit ihrem Unbewußten, mit sich selbst in Feindschaft liegen, die gleichsam auf einem Vulkan sitzen.

d) Voraussetzung sinnvollen und wirksamen Verhaltens zu sich ist die *Selbsterhellung*. Der Arzt will dem Kranken helfen, sich durchsichtig zu werden. Man spricht von analytischen Methoden. Diese sind am wenigsten harmlos, oft aufwühlend, zuweilen erschütternd. Manchmal darf man sich fragen: Wer kann es wagen, die einzelne Seele bis in ihre Gründe zu durchleuchten, wenn nicht entweder von vornherein feststeht, daß der Mensch auf sich selber stehen, aus seinem eigentlichen Ursprung, wenn er nur freigelegt wird, leben kann, oder daß für den Fall der menschlichen Ohnmacht die Gnadenmittel einer objektiven Instanz helfend bereitstehen und willkommen sind?

Hier, wo die philosophische Vernunft die Führung hat, hängt

alles ab von der nervenärztlichen Persönlichkeit und ihrer Weltanschauung. Dadurch entstehen solche Schwierigkeiten und Konflikte, daß für den einzelnen Nervenarzt Entscheidungen allein durch instinktive Überzeugungen, nicht durch wissenschaftliche Begründung getroffen werden können.

Nachdem wir einen Überblick über die psychotherapeutischen Methoden gewonnen haben, versuchen wir noch eine vergleichende Betrachtung, erstens in bezug auf die Weise, wie *durch Modifikation der Lebenssituation* die Heilung zu fördern versucht wird:

Das gröbste und äußerlichste Verfahren ist der *Milieuwechsel*. Der Kranke wird aus seiner gewohnten Umgebung herausgenommen, den täglichen Reibungen und Schwierigkeiten, die sich ihm in seiner Welt aufsummiert haben, enthoben, neuen Reizen und Eindrücken ausgesetzt. Man sieht, ob es hilft, ob der Kranke durch Ruhe und Besinnung, durch Abwechslung und zeitweise Befreiung von seiner ihn quälenden Welt Kraft gewinnt und nachher besser vorankommt. Innerlich geschieht dadurch nichts durch den Arzt.

Die *Arbeitstherapie* setzt Seele und Leib unter natürliche Lebensbedingungen – im Unterschied von leerem Hinleben, Sich-selbst-überlassensein –, die den Kranken der Welt verbunden halten und seine vorhandenen Kräfte durch Tätigkeit die gestörten Funktionen in Ordnung bringen lassen sollen.

Fürsorge, soweit sie real möglich ist, verändert die Lebenslage durch Herabminderung der Schädigungen. Daneben und, wo sie nicht möglich ist, allein hilft die *Beratung* in bezug auf die Lebenssituation, und das Sichverhalten aller Beteiligten.

Zweitens vergleichen wir in bezug auf die Weise, wie die Patienten im Umgang mit dem Psychotherapeuten die *Inhalte erleben*. Ein bloßes Zur-Kenntnis-nehmen, Denken und Meinen des Gesagten ist wirkungslos. Inhalte, Deutungen, Auffassungen, Zielsetzungen müssen erlebt werden, um zu wirken. Dies geschieht auf mehrfache Weise:

Vorstellungen werden als Bilder zu *eindrucksvollen Anschauungen*. Nur solche wirken etwa in der Wachsuggestion und in der Hypnose. Der Suggestor muß es erreichen, daß das von ihm Gesagte bildhaft wird, die Phantasie ergreift.

Ziele müssen gewollt werden. Es muß *etwas Zwingendes*, Unablenkbares *in die Tendenz einer Verhaltensrichtung* kommen. Das geschieht durch autoritative Forderung, durch zwingenden Befehl, gegebenenfalls grob durch kürzeste Anweisung, durch Anbrüllen.

Symbole als Urbilder, weltanschauliche Inhalte müssen als *Gehalte gegenwärtig und geglaubt* werden. Die spezifische Befriedigung im Offenbarwerden des eigentlich Seienden befestigt einen Grund im Seinsbewußtsein, der die innere Haltung und Lebensstimmung formt. Der Therapeut wird Verkünder eines Glaubens, wenn er solche Wege geht.

Bei Beratungen und Belehrungen über die Auffassung der realen Gegebenheit, der Welt des Kranken und seiner selbst, kommt es darauf an, daß er sein Ja und Nein entschieden vollzieht. Es hilft nicht zu wissen, sondern es muß im Sehen der Dinge ein *Anerkennen* und *Übernehmen* erfolgen, wenn sie bewältigt werden sollen. Die *Verantwortung* entscheidet im Menschen, was er aneignet und was er verwirft. Sein existentieller Entschluß ist der letzte Ursprung eines wirklichen Lebensweges. Ihn zu erzielen, kann kein Psychotherapeut bewirken. Das Äußerste ist, in der Kommunikation die Möglichkeiten durch Wechselgespräch zu entwickeln, die zum Erwecken des Kranken den unberechenbaren Anlaß geben können.

Der Arzt im Macbeth spricht eine harte Wahrheit einfach aus. Von Macbeth nach der Lady gefragt: Wie gehts der Kranken, Doktor?

Arzt: Nicht so krank, Herr,
Wie sie von heft'gen Phantasie'n gequält wird,
Die ihr die Ruhe rauben.
Macbeth: Treib sie fort:
Kannst Du ein leidendes Gemüt nicht heilen,
Dem Sinn den tiefen Kummer nicht entwurzeln,
Auslöschen Sorge, im Gehirn verzeichnet,
Und durch 'nen Trank, der süß Vergessen bringt,
Die schwere Brust von schwerer Last befreien,
Die ihr das Herz erdrückt?
Arzt: *Da muß der Kranke*
Sich selbst zu heilen wissen.

DER SINN DER ÄRZTLICHEN PRAXIS IN DER PSYCHOTHERAPIE

Wie Erkenntnis und Praxis zusammengehören

Es ist die Forderung an die Psychopathologie und nicht selten ein Vorwurf gegen sie, sie solle der Praxis dienen. Dem kranken Menschen solle geholfen werden, der Arzt sei zum Heilen da. Seine Aufgabe werde durch die Idee der reinen Wissenschaft allzu leicht geschädigt. Denn Wissen an sich sei nichts nütze, der therapeutische Nihilismus die Folge eines bloßen Erkennens. Man fühle sich schon fertig, wenn man wisse, was sei, es wiedererkenne und in seinem Verlauf ungefähr voraussagen könne, um die Kranken einer Pflege zu überlassen, ohne Hoffnung, ihnen wirksam helfen zu können. Das sei gerade angesichts der schweren Psychosen und der angeborenen Menschenartungen eine Gefahr.

Dagegen steht der optimistische Wille zum Helfen. Unter allen Umständen muß etwas getan und versucht werden. Man glaubt an Heilung. Wissen interessiert nicht, wenn es nicht Heilzwecken dienen kann. Man vertraut, wo Wissenschaft versagt, der eigenen Kunst, dem guten Glück und erzeugt wenigstens eine Stimmung des Heilens, wenn auch vielleicht nur in einem leerlaufenden therapeutischen Betrieb.

Therapeutischer Nihilismus und therapeutische Schwärmerei haben die Verantwortung verloren. Die Kritik versagt in beiden Fällen; sowohl wenn die Passivität sich fälschlich rechtfertigt: man könne gar nichts leisten – als wenn eine blinde Aktivität vermeint, daß Wille und Begeisterung an sich schon etwas Gutes erreichen könnten: zur Praxis gehöre nicht Wissen, sondern Können. Aber wirksame Praxis kann sich auf die Dauer nur auf klarste Erkenntnis gründen.

Die Praxis wird umgekehrt auch wieder ein Mittel der Erkenntnis. Sie bewirkt nicht nur das jeweils Beabsichtigte, sondern auch Unerwartetes. So züchten therapeutische Schulen unwillkürlich Erscheinungen, die sie heilen. In Charcots Zeiten gab es eine Fülle hysterischer Phänomene, die aus der Welt fast verschwanden, als das Interesse für sie ausblieb. So entstanden in der Zeit der herrschenden Hypnose-Therapie, ausgehend von Nancy, in Europa die hypnotischen Tatbestände in einer seither nicht mehr gesehenen Fülle. Zu jeder psychotherapeutischen Schule mit bestimmten weltanschaulichen, technischen, psychologischen Ansichten gehören die für sie typischen Patienten. In Sanatorien entstehen Sanatoriumsprodukte. Das alles war unerwünscht; man will, sobald man diese Zusammenhänge erkennt, korrigieren.

Es bleibt der Grundtatbestand, daß durch psychotherapeutisches Eingreifen und Erfahrung von Wirkung und Gegenwirkung im Umgang mit Kranken Erkenntnisse möglich werden, die in bloßer Betrachtung, vor der Gefahr des therapeutischen Versuches, nie zu gewinnen sind. »Wir müssen handeln, um zu tieferer Erkenntnis zu kommen«, sagt v. Weizsäcker.

Aus den Absichten der Heilung und aus den Erfahrungen, die erst durch die therapeutische Tätigkeit gemacht werden, läßt sich ein Entwurf der Psychopathologie gewinnen, der von vornherein die Erkenntnisse am praktischen Ziel orientiert, von ihm her bewertet und ordnet. Lehrbücher der Psychotherapie sind daher zum Teil solche der Psychopathologie. Sie sind zwar beschränkt durch den praktischen Horizont, aber bringen darin, soweit sie Erfahrungen mitteilen, eine wesentliche Ergänzung der theoretischen Psychopathologie.

Die Abhängigkeit aller Praxis

Therapie und Psychotherapie und das gesamte praktische Verhalten gegenüber Geisteskranken und abnormen Menschen stehen unter den Bedingungen der Staatsmacht, der Religion, der soziologischen Zustände, der herrschenden geistigen Tendenzen eines Zeitalters, dann erst, aber keineswegs allein, unter den Bedingungen der anerkannten wissenschaftlichen Erkenntnis.

Die *Staatsmacht* begründet oder formt durch ihre Politik die menschlichen Grundbeziehungen, die Organisation der Hilfe, der Sicherung, der Nutzbarmachung, gibt Rechte und versagt solche. Ohne Staatsmacht gibt es keine Entmündigung, keine Einweisung in geschlossene Anstalten. In jeder Praxis ist ein Wille, der sich zuletzt aus staatlichen Bestätigungen und Forderungen herleitet. In jeder Sprechstunde des Arztes ist eine Situation wirksamer Autorität gegeben, gesteigert durch die Klinik, durch ein Amt. Und wo die Staatsmacht nicht die Begründung gibt, bleibt immer noch die Notwendigkeit einer Macht durch Autorität, die dann persönlich erworben werden muß.

Die *Religion* oder ihr Mangel ist eine Bedingung für die Zielsetzungen im therapeutischen Umgang. Wo Arzt und Patient in gemeinsamem Glauben verbunden sind, kennen sie eine Instanz, aus der letzte Entscheidungen, Beurteilungen, Wegrichtungen gegeben werden, unter deren Bedingung die besonderen psychotherapeutischen Maßnahmen möglich werden. Fehlt diese Bindung, so tritt an die Stelle der Religion eine säkularisierte Weltanschauung, übernimmt der Arzt Funktionen des Priesters, entsteht etwa der Gedanke einer weltlichen Beichte, einer öffentlichen Sprechstunde in Seelenangelegenheiten. Die Psychotherapie ist, wo die objektive Instanz fortgefallen ist, in Gefahr, nicht mehr nur Mittel zu sein, sondern Auswirkung einer mehr oder weniger unklaren Weltanschauung zu werden, einer unbedingten oder chamäleonartig spielenden, einer ernsten oder schauspielerischen, aber immer nur einer persönlichen und privaten.

Die *Gemeinschaft in einer Objektivität* – in Symbolen, im Glauben, in philosophischen Selbstverständlichkeiten einer Gruppe – ist eine Bedingung des tiefen Zusammenhaltes von Menschen. Es ist sehr selten, daß Menschen persönlich, aus unerschütterlichem Grunde, verläßlich zueinander stehen, ihr Glück als die in Schicksalsgemeinschaft sich zeigende Transzendenz erfahren. Eine Illusion in manchen Gebieten der modernen Psychotherapie ist es, daß gerade Neurosen und Psychopathien gegenüber der höchste Anspruch möglich sei: Verwirklichung eigentlichen Selbstseins, Entfaltung der umfassenden Vernunft, harmonisches Vollmenschentum in persönlicher Gestalt. Psychotherapie ist gebunden an die Wirklichkeit gemeinsamen Glaubens. Wo dieser fehlt und darum an den Einzelnen der außerordentlichste Anspruch zur Selbsthilfe erfolgt, da wird für jeden, der auch nur in Ansätzen solchem Anspruch zu genügen vermag, Psychotherapie überflüssig, beim Versagen des Einzelnen in glaubensloser Atmosphäre aber leicht ein Mittel der Verschleierung.

Die *soziologischen Zustände* bedingen die mannigfachen Situationen der einzelnen Menschen. Die Wohlhabenheit einer Schicht z. B. ist die Bedingung der psychotherapeutischen Maßnahmen, welche Zeit und damit Geld kosten, weil sie langdauernde Vertiefung in den einzelnen Kranken erfordern.

Die *Wissenschaft* schafft die Voraussetzungen an Erkenntnis, auf Grund deren erst die bestimmten Willensziele möglich sind; aber die Wissenschaft selbst begründet diese nicht, wenn sie die Mittel zu deren Durchführung liefert. Wissenschaft, wo sie echt ist, ist in ihren Aussagen allgemeingültig und zugleich kritisch, weil sie weiß, was sie weiß und was sie nicht weiß. Die Praxis ist in ihrer Durchführung, nicht in ihrer Zielsetzung abhängig von dieser Wissenschaft.

In der Praxis liegen Verführungen, sich dieser Situation – der Abhängigkeit von der Wissenschaft und dem Ungenügen der Wissenschaft als alleiniger Begründung des Tuns – zu entziehen. Der Wissenschaft wird zugemutet, was sie nicht leisten kann. In einem wissenschaftsabergläubischen Zeitalter wird die Wissenschaft benutzt zum Verdecken unlösbarer Tatbestände. Wo aus Verantwortung entschieden werden muß, soll Wissenschaft auf Grund allgemeingültigen Wissens das Richtige errechnen, auch wo sie in der Tat nicht weiß: sie läßt durch sich begründen, was aus anderen Notwendigkeiten geschehen muß. So liegt es, falls der Arzt nicht scharf trennt und klar sich ausspricht, in manchen Fällen von Unfallneurosen, in manchen Gutachten über die freie Willensbestimmung, in vielen psychotherapeutischen Führungen.

Es kann vorkommen, daß in Form von Scheinwissenschaft ausgesprochen wird, was man nicht weiß, sondern nur will, was man nur meint, nur wünscht und glaubt. Die Wissenschaft wird bildsam für die Zwecke der Praxis. So entstehen Auffassungsschemata im Rahmen der beruhigenden, verschleiernden, sichernden Praxis, für die Zwecke der beurteilenden, entscheidenden, recht gebenden und entziehenden Praxis. Die Wissenschaft wird in ihrer Gestaltung konventionell, wird zur Stimmung der Wissenschaftlichkeit beim psychotherapeutischen Verfahren – analog zur theologischen Stimmung früherer Zeiten.

Eine Grenze innerhalb aller Praxis liegt also zwischen dem, was durch allgemeingültige Voraussetzungen der Erkenntnis (die zudem faktisch anerkannt und in Geltung sein muß) zureichend begründet ist und getan werden kann, und dem, was als Voraussetzung eine Religion (Weltanschauung, Philosophie) oder deren Mangel hat: von hier kommt die Führung oder Nichtführung des Tuns, sein Stil oder seine Verschwommenheit, seine spezifische Stimmung und Farbe.

Die äußere Praxis (Maßnahmen und Beurteilungen) und die innere Praxis (Psychotherapie)

Geisteskranke können alle Ordnungen durchbrechen, ein Schrecken oder doch unheimlich für ihre Umgebung werden. Man muß etwas mit ihnen tun. Die Motive dieser Praxis sind doppelter Art. Im Interesse der Gesellschaft sollen die Kranken *ungefährlich* werden. Im Interesse der Kranken soll ihre *Heilung* versucht werden.

Die *öffentliche Sicherheit* fordert in vielen Fällen Internierung der Kranken. Sie sollen verhindert werden an Gewalttätigkeiten. Man will darüber hinaus sie dem Blick entziehen. Man variiert die Formen der Absonderung, sucht sie menschenfreundlich zu gestalten, damit Verwandte zufrieden und das öffentliche Gewissen beruhigt sind. Die gedankliche Auffassung und Deutung des Wahnsinns, eines Grundtatbestandes unter den menschlichen Wirklichkeiten, sucht diesen unwillkürlich zu verschleiern. Einrichtungen und Auffassungen wirken dahin, zu vereinfachen und abzutun, die eigene Anschauung von dieser Wirklichkeit zu befreien und eine bagatellisierende Deutung an Stelle der Wirklichkeit zu setzen, und alles nach Möglichkeit zu harmonisieren.

Das Interesse des Kranken erfordert *Therapie*. Seiner selbst wegen ist die Internierung notwendig, z. B. um Selbstmord zu verhindern, ihm Nahrung zuzuführen und weiter, um die möglichen therapeutischen Maßnahmen zu vollziehen.

In der Praxis ist die stillschweigende Voraussetzung, daß man wisse, was krank und was gesund sei. Wo dies in der Tat allgemeingültig und identisch gemeint wird, bei der Mehrzahl der somatischen Erkrankungen, bei organischen Psychosen, wie der Paralyse und den gröbsten und schwersten Wahnsinnsformen, da liegt kein Problem, wohl aber in dem weiten Bereich der leichteren Fälle, und vor allem der Psychopathien und Neurosen.

Insbesondere ist es im einzelnen Fall für praktische Entscheidungen maßgebend, ob ein Mensch als geistig krank oder gesund beurteilt wird. Wie das in den verschiedenen Zeitaltern und Situationen geschieht, das ist neben dem Ausmaß der wissenden Einsicht eine Frage der Macht.

Besondere Bedeutung gewinnt die Frage regelmäßig bei der Beurteilung der *»freien Willensbestimmung« der Verbrecher*. Die scharfe Abgrenzung der freien Willensbestimmung ist stets eine praktische. Wissenschaft kann über die Freiheit keine Aussagen auf Grund eines fachlichen Wissens machen, sondern nur über empirische Tatbestände – etwa ob ein Kranker weiß, was er tat, und ein Wissen davon hat, daß es verboten ist, also ob in ihm eine Willkür des Tuns und ein Bewußtsein von der Strafbarkeit ist. Über die freie Willensbestimmung kann sie nur nach gegebenen konventionellen Regeln urteilen, welche gewissen empirisch feststellbaren Zuständen der Seele die Freiheit abspricht oder zuerkennt. Aus dem Sinn für Freiheit schrieb Damerow (1853): »Wenige von den bisher in hiesiger Irrenanstalt befindlich gewesenen (1100) Irren waren und sind zu jeder Zeit für jede Handlung unbedingt verantwortlich.« Danach würde niemals eine Krankheitsdiagnose als solche die freie Willensbestimmung ausschließen, sondern nur die individuelle Analyse im Zustande der Tat. Nach konventionellen Regeln aber wird anders verfahren.

So gilt beispielsweise der Mensch auch im schwersten normalen Alkoholrausch als der freien Willensbestimmung mächtig, im abnormen Rausch dagegen nicht. Die Diagnose Paralyse schließt als solche die freie Willensbestimmung aus. Die praktischen Schwierigkeiten illustriere ich durch zwei kurze Beispiele aus meiner eigenen Gutachtertätigkeit vor dem ersten Weltkrieg:

Ein Postbote auf dem Lande, der seinen Dienst einwandfrei versah, hatte einen kleinen Diebstahl begangen. Da man hörte, er sei einmal in einer Anstalt gewesen, wurde er zur Begutachtung gebracht. Die Einforderung der alten Krankengeschichte ergab einen klaren schizophrenen Schub. Die gegenwärtige Untersuchung konnte gewisse Symptome, weil jene alte Krankengeschichte vorlag, mit Sicherheit als schizophrene erkennen. Die Diagnose war klar. Konventionell galt damals die Schizophrenie (Dementia praecox) gerade wie Paralyse als ausreichender Grund, um die freie Willensbestimmung abzuerkennen (die späteren Verwirrungen des Schizophreniebegriffes und sein Verlaufenlassen ins Normale lagen noch nicht vor). Der geordnete, ohne weiteres als krank zu erkennende Mann wurde also vom Gutachter auf Grund der Diagnose als ein unter den § 51 des Strafgesetzbuches fallender Kranker bezeichnet. Der Staatsanwalt war empört, alle einschließlich des Gutachters verwunderten sich. Aber der Automatismus der anerkannten Regeln führte zum Freispruch.

Ein typischer Pseudologist mit anfallsweisem Auftreten seiner phantastischen Fähigkeiten hatte wieder einmal eine Serie von Betrügereien verübt. Ich schilderte vor dem Gericht (an dem der bekannte Kriminalist von Lilienthal Beisitzer war) in dreiviertel Stunden den romanhaften Gang des Lebens und der Verbrechen, zeigte auch das auf gewisse Zeiten begrenzte Verhalten, die Symptome des Hineingeratens mit Kopfschmerzen usw. und schloß, daß es sich um einen Hysteriker handle, der eine Variation der menschlichen Artung darstelle und nicht an einem Krankheitsprozeß leide. Ihm sei die freie Willensbestimmung, zum mindesten im Beginn der Betrügereien, nicht abzusprechen. Aber der Eindruck einer inneren Notwendigkeit, der bei der sensationellen Schilderung vielleicht ästhetisch zwingend wirkte, veranlaßte das Gericht gegen das Urteil des Gutachters zum Freispruch.

Von all diesen Maßnahmen und Beurteilungen ist zu unterscheiden die *Psychotherapie*, der Versuch, dem Kranken durch seelische Kommunikation zu helfen, sein Inneres bis in die letzten Tiefen zu erforschen, um die Ansätze zu einer Führung auf den Weg der Heilung zu finden. Die Psychotherapie, früher ein beiläufiges Verfahren, ist seit einigen Jahrzehnten zu einem umfassenden Problem der Praxis geworden. Es ist notwendig, sich hier grundsätzlich klar zu werden, bevor man Urteile, sei es ablehnender, sei es schwärmerisch extremer Art, fällt.

Anknüpfung an die Stufen der allgemeinen ärztlichen Therapie

Was der Arzt zur Heilung tut, liegt auf verschiedenen Sinnebenen. Wir vergegenwärtigen Stufen des therapeutischen Handelns. Jede Stufe stößt an eine Grenze, an der die Wirkung versagt und an der daher der Sprung zu einer neuen Stufe notwendig wird.

a) Der Arzt entfernt chirurgisch einen Tumor, öffnet einen Furunkel, gibt Chinin gegen Malaria, Salvarsan gegen Syphilis. In diesen Fällen handelt er *technisch-kausal*, bringt, mechanisch und chemisch, gestörte *Zusammenhänge der Lebensapparate* wieder in Ordnung. Es ist der Bereich der wirksamsten und in ihrer Wirkung durchschauten Therapie. Die *Grenze* ist das Leben im Ganzen.

b) Der Arzt *bringt das Leben unter Bedingungen* der Diät, der Umwelt, der Schonung und der Anstrengung, der Übung usw. In diesen Fällen trifft er Veranstaltungen für das Gelingen der *Selbsthilfe des Lebens im Ganzen*. Er handelt wie ein Gärtner, indem er pflegt, reizt und dabei ständig versucht, je nach Ergebnis sein Verfahren ändert. Es ist der Bereich der Therapie als rational geregelter Kunst, gegründet auf ein instinktives Erfühlen des Lebens. Die *Grenze* ist, daß im Menschen nicht nur ein Leben geschieht, sondern daß der Mensch denkende Seele ist.

c) Statt nur den Leib technisch im einzelnen, durch Pflegekunst im ganzen in Ordnung zu bringen, wendet der Arzt sich an den Kranken als ein *verständiges Wesen.* Statt ihn als Objekt zu behandeln, tritt er mit ihm in Kommunikation. Der Kranke *muß* wissen, was mit ihm geschieht, damit er gemeinsam mit dem Arzt die Krankheit wie ein Fremdes in Ordnung bringen hilft; die Krankheit ist für Arzt und Kranken gemeinsam zum Objekt geworden, der Behandelte bleibt als er selbst außer dem Spiel, wenn er mit dem Arzt das Gelingen der kausalen und der veranstaltenden Therapie fördert. Aber der Kranke *will* auch wissen, was mit ihm geschieht. Er rechnet es zu seiner Würde, Bescheid zu wissen. Der Arzt erkennt den Anspruch der Freiheit an und teilt rückhaltlos mit, was er weiß und denkt, es dem Kranken überlassend, wie er dies Wissen verwendet und verarbeitet. Die *Grenze* ist, daß der Mensch nicht verläßliches Vernunftwesen ist, sondern eine denkende Seele, deren Denken das vitale Dasein des Leibes tiefgehend beeinflußt.

Befürchtung und Erwartung, Meinung und Beobachtung haben eine unübersehbare Wirkung auf das Leben des Leibes. Der Mensch steht dem eigenen Leibe nicht ohne weiteres frei gegenüber. Daher wirkt der Arzt durch seine Mitteilungen indirekt auf den Leib selber. Es ist ein idealer Grenzfall, daß ein Mensch trotz aller ihm zukommenden Mitteilungen und Denkmöglichkeiten seinen Leib vital nur günstig beeinflußt. Die Folge ist, daß der Arzt keineswegs dem Kranken ohne weiteres sagen kann, was er weiß und denkt, sondern daß er seine Mitteilungen unter die Bedingung stellen muß, daß der Kranke nicht wehrlos durch sie geschädigt wird und von ihnen keinen vital ungünstigen Gebrauch macht.

Der Idealfall eines Menschen, der alles wissen darf, müßte folgende Ansprüche erfüllen. Er muß die Kraft haben, das objektive Wissen kritisch in der Schwebe zu halten und nicht absolut werden zu lassen, d. h. im vermeintlich Unabwendbaren muß er noch den Rest von Fraglichkeit und Möglichkeit sehen, die allem nur Empirischen eigen ist, im vermeintlich gewiß günstigen Verlauf noch den Rest von Gefahr im Auge behalten. Er muß im Wissen um die ständige Bedrohung planvoll für die Zukunft tun können, was sinnvoll begründet ist, und angesichts des Untergangs gegenwärtig doch leben. Die Angst als Furcht darf nicht Herr sein, wenn der Mensch als Kranker wissen darf, was wißbar ist. Da dies, wenn es überhaupt vorkommt, die Ausnahme ist, erwachsen für das Handeln des Arztes neue Aufgaben: statt mit dem Kranken in restloser Kommunikation der Wissensmitteilung zu stehen, muß er ihn als Ganzes seiner Leib-Seele-Einheit im Auge behalten.

d) Das Behandeln des kranken Menschen als Leib-Seele-Einheit führt zu ständigen *Aporien*. Der Kranke ist ein Mensch und als solcher berechtigt, in rückhaltloser Kommunikation zu wissen, was mit ihm geschieht. Aber er versagt als Mensch in seiner Angst, durch die alles Wissen seinen Sinn verkehrt und durch die es in seiner Wirkung verhängnisvoll ruinös wird. Damit verliert der Kranke den Anspruch auf Wissen. Diese schiefe Lage ist aber in der Idee nicht endgültig, sondern der Mensch kann vielleicht reif werden in Richtung auf jene Ausnahme des echten Wissenkönnens. In diesem Zwischensein des Kranken zwischen Gebundenheit und eigentlichem Menschsein soll nun die *Psychotherapie helfen*.

Die Psychotherapie kann sich für Arzt und Kranken unbewußt konstituieren. Der Arzt begrenzt seine Mitteilungen und gibt ihnen autoritative Form. Der Kranke nimmt gehorsam hin, denkt nicht nach, hat das blinde Vertrauen in die Gewißheit des Gesagten. Autorität und Gehorsam vertreiben die Angst, und zwar sowohl beim Arzt wie beim Kranken. Beide leben in einer Scheinsicherheit beruhigt. Der Arzt kann bei der Relativität aller Sachkunde, sofern er sich ihrer bewußt wird, unsicher werden; sofort leidet dann seine Autorität, deren Maske sein eigenes Sicherheitsgefühl schützt. Gibt aber der überlegene Arzt durch kritische Mitteilung seines doch immer so begrenzten Wissens und Könnens seine Autorität preis, so wächst die Angst des Kranken und dieser Arzt wird in der Situation durch seine restlose Ehrlichkeit unmöglich. Darum wird instinktiv von Arzt und Krankem an der Autorität als dem Beruhigenden festgehalten. Die Empfindlichkeit des Arztes, wenn ihm nicht restlos geglaubt und gefolgt wird, und die des Kranken, wenn der Arzt nicht völlig sicher auftritt, bedingen sich gegenseitig.

Der unbewußte Zustand, in dem diese Psychotherapie durch Autorität stattfindet, wird bewußt, wenn der Arzt seine Veranstaltungen gegenüber dem Ganzen der Leib-Seele-Einheit trifft und nun erst die Psychotherapie allseitig entwickelt. Im Vergleich zu der rückhaltlosen Mitteilung von Verstand zu Verstand wird jetzt vom Arzt die Kommunikation, unbemerkt seitens des Kranken, zu dessen Wohl abgebrochen, weil in Grenzen gehalten. Der Arzt distanziert sich innerlich (ohne es zeigen zu dürfen), macht den Menschen im ganzen wieder zu seinem Objekt, in bezug auf das er die wirksame Gesamtbehandlung erwägt, innerhalb derer jedes Wort kontrolliert ist. Dem Kranken wird nicht mehr frei gesagt, was der Arzt weiß und denkt, sondern jeder Satz, jede Veranstaltung, jede Handlung des Arztes soll im Prinzip auf seine seelische Wirkung berechnet sein. Arzt und Patient treten sich von seiten des Arztes völlig fern, während der Patient Nähe von Mensch zu Mensch zu fühlen meint. Der Arzt macht sich zur Funktion im Behandlungsprozeß.

Die Weisen solchen Verfahrens haben einen außerordentlichen Spielraum von rohen Mitteln bis zu sublimen weltanschaulichen Veranstaltungen. Die sogenannte »Überrumpelungstherapie«, der elektrische Hokuspokus, der aufoktroyierte Milieuwechsel, weiter Hypnose, schließlich autoritatives Fordern und Befehlen sind Rezepte drastischen Zugreifens und häufigen Gelingens in bezug auf irgendwelche Symptome. Aber solche Prozeduren haben nur eine beschränkte praktische Brauchbarkeit und sind einer weiteren Entwicklung und Vertiefung kaum fähig. In den psychotherapeutischen Methoden der Tiefenpsychologie, der »Psychoanalyse und Psychosynthese« und ihren Abwandlungen, sind sublimiertere Verfahren gebräuchlich, in deren Wirkung doch stets ein Etwas steckt, das auf dem Glauben an die Wahrheit einer Lehre beruht.

Die *Grenze* all dieser Psychotherapien ist *erstens* die faktische Unmöglichkeit für den Arzt, sich rein distanzieren zu können (immer kommt die Subjektivität mit Sympathie und Antipathie dazwischen), dann daß er zum Zwecke seelischer Einwirkung selbst vital und mit natürlicher Seelenkraft gegenwärtig sein, also irgendwie mitglauben muß, was der Kranke glauben soll; *zweitens* die grundsätzliche Unmöglichkeit, den Menschen als Ganzes zu objektivieren und so zum Objekt der Behandlung zu machen. Als was der Mensch objektiviert wird, als solcher ist er nie er selbst. Was er selbst ist und wird, ist aber zuletzt auch wesentlich für Entwicklung oder Heilung seiner neurotischen Erscheinungen. In bezug auf den Menschen selbst, seine mögliche Existenz, kann der Arzt nur handeln in der geschichtlichen Konkretheit, in der der Kranke nicht mehr ein Fall ist, sondern in der ein Schicksal mit und durch seine Erhellung sich vollzieht. Der Mensch zum Objekt geworden, kann behandelt werden durch Technik, Pflege und Kunst, der Mensch als er selbst kann nur in Schicksalsgemeinschaft zu sich kommen.

e) Daher gibt es für das Verhältnis von Arzt und Kranken als Letztes die *existentielle Kommunikation*, die über alle Therapie, d. h. über alles zu Planende und methodisch zu Inszenierende hinausgeht. Alle Behandlung ist dann aufgenommen und begrenzt durch eine Gemeinschaft von Selbst zu Selbst als Vernunftwesen, die aus möglicher Existenz leben. Verschweigen und Sagen z. B. sind weder unter Regeln gestellt, die aus einem vermeintlichen Übersehen des Menschen im ganzen folgen, noch beliebig zulässig, als ob der Mensch alles ohne weiteres hören und dann sich selbst überlassen werden könne. Von Freiheit zu Freiheit wird im geschichtlich Konkreten der Situation gefragt und gesucht, weder bevormundet noch abstrakter Anspruch erhoben. Jetzt wird Verschweigen so schuldhaft wie Sprechen, wenn es ohne Schicksalsgemeinschaft nach bloßem Verstande geschieht. Arzt und Kranker sind beide Menschen und als solche sind sie Schicksalsgefährten. Der Arzt ist weder nur Techniker, noch nur Autorität, sondern Existenz für Existenz, vergängliches Menschenwesen mit dem anderen. Es gibt keine endgültigen Lösungen mehr.

Die *Grenze* ist, daß Menschen als Schicksalsgefährten dies nur sind in dem Gehalt eines Seins, das Transzendenz heißt. Nicht das nur subjektive Dasein verbindet, nicht Existenz als solche. Denn Existenz ist im Menschen das, was zwar in der Welt unbedingt aus sich ist, an sich aber gesetzt ist von der Transzendenz, von der sie sich geschenkt weiß.

Vergegenwärtigt man sich den Sinn der ärztlichen Therapie durch die Folge der erörterten Stufen hindurch bis dahin, wo Therapie aufhört zugunsten eines gesamtmenschlichen Verhaltens, von dem her Therapie geführt, aber nicht selber geleistet werden kann, so gewinnt Wissen und Verhalten des Nervenarztes (Psychotherapeuten) *eine eigene Bedeutung im Ganzen der ärztlichen Kunst.* Er allein betrachtet kraft seiner Spezialität bewußt und methodisch den Menschen als ein Ganzes, nicht eines seiner körperlichen Organe oder auch nicht den Körper im ganzen ohne Rücksicht auf alles übrige. Er allein ist gewohnt, die soziale Situation, das Milieu, das Schicksal und die Erlebnisse des Kranken zu berücksichtigen und bei seinem Heilplan bewußt in Rechnung zu stellen. In dem Maße, als sie Nervenärzte sind, sind die Ärzte ihrer Gesamtaufgabe gewachsen.

Was dabei zuletzt und entscheidend im Kranken geschieht, läßt sich das *»Offenbarwerden«* nennen. Der Kranke kann sich klarer werden, erstens, indem er sein Wissen mitgeteilt erhält und über bestimmtes Einzelnes Bescheid weiß, zweitens, indem er sich gleichsam im Spiegel sieht, von sich zu wissen lernt; drittens, indem er im inneren Handeln durch Sich-hervorbringen sich durchsichtig wird; viertens, indem er in existentieller Kommunikation sein Offenbarwerden bewährt und erfüllt. Der Klärungsprozeß ist ein wesentlicher Grundzug der Psychotherapie, aber er darf nicht simplifiziert werden; denn er ist ein gegliedertes Ganzes, das man verfehlt, wenn eine Stufe schon für die andere genommen wird. Und der Klärungsprozeß geht als das Sich-offenbar-werden des Menschen weit hinaus über das, was in planmäßiger Psychotherapie zugänglich wird; er führt in das philosophierende Selbstwerden des Menschen.

In der Therapie ist es – in den Extremen formuliert – von radikal verschiedenem Sinn, ob der Arzt sich an das Selbstsein wendet, den Klärungsprozeß auf allen Stufen zu fördern sucht, in der Kommunikation als Partner eines Offenbarwerdens wirkt – oder ob er seine Heilungsbestrebungen mit Mitteln der Naturwissenschaft somatisch oder psychologisch auf kranke Mechanismen richtet. Es kann sein, daß dem Durchsichtigwerden eine Ordnung der kranken Mechanismen folgt, weil diese vielleicht nur in Aktion treten, wenn der innere Gang des Menschen in seinen existentiellen Möglichkeiten unwahr wird. Aber die kranken Mechanismen können auch ohne diese Zusammenhänge, ja im Zusammenhang mit wahren Aufschwüngen der Existenz wirksam sein. Sie bedürfen dann grundsätzlich eines anderen Angriffspunktes, als sie Tiefenpsychologie und Psychotherapie geben.

Die tiefste Polarität innerhalb der Therapie ist also, ob sich der Arzt an das naturwissenschaftlich erforschbare biologische Geschehen oder an die Freiheit des Menschen wendet. Es ist ein Irrtum in bezug auf das Ganze des Menschseins, wenn der Arzt für seinen Blick den Menschen im biologischen Geschehen versinken läßt, und ebenso, wenn er die Freiheit des Menschen verkehrt zu einem Sosein, das empirisch da sei wie die Natur und als Mittel der Behandlung technisch benutzt werden könnte. Das Leben kann ich behandeln, an die Freiheit kann ich nur appellieren.

Die Arten des Widerstandes im Menschen, der Entschluß des Kranken zur psychotherapeutischen Behandlung

Im Menschen ist ein dreifacher Widerstand. Dieser ist erstens der absolute Widerstand eines im Wesen nicht zu Ändernden, nur äußerlich zu Formenden, ist zweitens der Widerstand eines innerlich Bildbaren, ist drittens der Widerstand des ursprünglichen Selbstseins. Auf den ersten kann sich etwas richten, das der Dressur der Tiere analog ist, auf den zweiten die Erziehung und Disziplinierung, auf den dritten die existentielle Kommunikation. Jeder Mensch trifft in sich selbst auf diese Widerstände, dressiert sich, erzieht sich, steht mit sich selbst in erhellender Kommunikation. Geht der Mensch mit dem Anderen um, so wird dieser in der ersten Weise (der Dressur) reines Objekt sein; in der zweiten (der Erziehung) ist der Mensch in relativ offener Kommunikation doch in der Distanz, aus der ein planendes, erziehendes Verhalten erfolgt; in der dritten ist er als er selbst mit dem Andern aus Schicksalsverbundenheit in voller Offenheit, gegenseitig auf gleichem Niveau gegenwärtig[1]. Die Dressur ist

1 Über die Weisen der Kommunikation: meine »Philosophie« Bd. II, das Kapitel über Kommunikation.

seelenfremde Veranstaltung. Die Erziehung bedient sich der geistigen Inhalte, der Gründe in einer unter autoritativen Bedingungen bleibenden Diskussion. Die existentielle Kommunikation ist eine Erhellung in Gegenseitigkeit, welche im Kern geschichtlich bleibt, keine allgemeine, anwendbare Einsicht in den Einzelfall bedeutet; ist sie je wirklich, so wird sie doch nicht zu einem therapeutisch brauchbaren Instrument, über das man verfügen könnte, wie wenn man seine Anwendung beabsichtigte.

Im Menschen ist trotz seines Hilfsbedürfnisses eine Abneigung nicht nur gegen Psychotherapie, sondern gegen jede ärztliche Behandlung. Es ist in ihm etwas, das sich selber helfen möchte. Die Widerstände in ihm sind Widerstände, deren er allein Herr werden möchte. Daher konnte Nietzsche sagen: »Wer einem Kranken seine Ratschläge gibt, erwirbt sich ein Gefühl von Überlegenheit über ihn, sei es, daß sie angenommen oder daß sie verworfen werden. Deshalb hassen reizbare und stolze Kranke die Ratgeber noch mehr als ihre Krankheit.«

Leicht wird es immer nur, wenn der Kranke mit dem Arzt gemeinsam an der Krankheit wie an einem ihnen beiden Fremden arbeitet. Denn dann steht sein Selbstbewußtsein mit dem des Arztes auf gleicher Ebene einer Störung gegenüber. Wenn jedoch die Seele sich für behandlungsbedürftig erklären soll, so wird die Ablehnung grundsätzlich. In der Seele fühlt der Mensch sich ganz anders als er selbst wie im Körper. Der Widerstand seines Selbstseins will wohl mit anderem Selbstsein in liebend kämpfende Kommunikation treten, nicht aber sich in Abhängigkeit und Führung begeben, die, ohne daß er selber es übersehen kann, sein innerstes Leben bestimmen soll (im Unterschied von der bejahten Führung in der Welt für Handeln und Leistung). Voraussetzung solcher Behandlung ist entweder das menschliche Schwächebewußtsein, das allgemein solcher innerer Führung zu bedürfen meint und sich dann nicht scheut, einem persönlichen Seelenleiter für seine Privatperson sich zu überlassen: der Einzelne vergibt sich bei solcher Anschauung nichts, wenn er geschehen läßt, was alle Menschen brauchen. Oder die Voraussetzung ist ein spezifisches Krankheitsbewußtsein: das Urteil, daß ich seelisch krank sei, wird die Bedingung des Entschlusses, mich seelisch behandeln zu lassen; denn nur wer krank ist, braucht Therapie.

Wir wissen aber von der Vieldeutigkeit des Krankheitsbegriffes. Die Beurteilung als krank kann z. B. bedeuten: seines seelischen Geschehens nicht Herr werden zu können, Leistungsmangel, Leiden, Verantwortungslosigkeit für ein Versagen, für Antriebe und Gefühle, für Handlungen.

Der Entschluß, sich als seelisch krank anzuerkennen, bedeutet so etwas wie eine capitis diminutio. Diejenigen seelischen Erscheinungen, die in dieser Hinsicht fragwürdig sind, sind nicht wie Schnupfen oder Pneumonie, auch nicht wie Paralyse oder Hirntumor, auch nicht wie Dementia praecox oder Epilepsie, sondern sie stehen noch im Element der Freiheit. Behandlungsbedürftigkeit bedeutet hier Anerkennung von Freiheitsverlust, wo in der Tat Freiheit gegenwärtig ist und widersprechend zugleich ihren Anspruch aufrechterhält. Wenn aber am Ende einer seelischen Erscheinungsreihe Verantwortungslosigkeit wegen Willensunfreiheit steht, so ist von Anfang an die Möglichkeit, solchem Menschen etwas anzuvertrauen, ihm eine verantwortliche Aufgabe zu übergeben, mit ihm vernünftig zusammenzuarbeiten, notwendig begrenzt. Daher das natürliche Sträuben jedes eigenständigen, sachlichen und glaubenden Menschen gegen psychotherapeutische Wege, welche in die Tiefe der Seele dringen und den ganzen Menschen treffen. Wenn aber partikulare psychotherapeutische Techniken möglich sind, der Mensch im ganzen nicht betroffen zu werden scheint, wie bei Hypnose, autogenem Training, Gymnastik und manchen anderen Verfahren, so handelt es sich nicht um die Seele des Menschen, sondern wirklich um ein psychotechnisches Mittel ohne andere als endliche Zwecksetzung (etwa Befreiung von bestimmten körperlichen Beschwerden). Aber auch dann bleibt wegen der psychischen Seite dieser Techniken immer noch die Frage, ob Scham und Selbstachtung dieses Menschen solche Mittel gestatten.

Wie auch immer, es ist nicht zu leugnen, daß der Entschluß zur psychotherapeutischen Behandlung wirklich ein Entschluß und etwas wie eine Entscheidung in einem Lebensgang bedeutet, sei es zum Schlimmen, sei es zum Guten.

Was will der Kranke erreichen, wenn er zum Nervenarzt geht? Was ist für den Arzt das Ziel der Behandlung? »Gesundheit« im unbestimmten Sinne. Als »Gesundheit« gilt dem einen gedankenlose, optimistische, nüchterne Lebensstimmung, dem andern ein Bewußtsein von Gottes steter Gegenwart mit dem Gefühl der Ruhe und Zuversicht, des Vertrauens zur Welt und zur Zukunft. Der dritte fühlt sich gesund, wenn alles Elend seines Lebens, seine von ihm selbst mißbilligten Handlungen, alles Üble seiner Situation durch täuschende Ideale und beschönigende Auslegungen verdeckt werden. Und die Zahl derer ist vielleicht nicht gering, deren Gesundheit und Glück durch die Behandlung des Doktor Relling (in Ibsens Wildente) am besten gefördert wird, der von seinem Kranken sagt: »Ich sorge dafür, die Lebenslüge in ihm aufrechtzuerhalten«, und der unter Verspottung des »Rechenschaftsfiebers« meint: »Nehmen Sie einem Durchschnittsmenschen die Lebenslüge, und Sie nehmen ihm zu gleicher Zeit das Glück.« Wenn Wahrhaftigkeit ein Weg der wünschenswerten Therapie ist – von uns rückhaltlos bejaht –, so ist es doch ein Vorurteil, Unwahrhaftigkeit mache krank. Es gibt vital vorzüglich gedeihende Menschen mit durchtriebener Unwahrhaftigkeit sich selbst und der Welt gegenüber. Um so mehr ist ein Nachdenken darüber, *was Heilung sei*, und dann weiter über die *Grenzen aller psychotherapeutischen Bemühungen* grundsätzlich notwendig, wenn auch eine endgültige Beantwortung dieser Fragen unmöglich ist.

1. Die Frage, was Heilung ist. Bei jeder Therapie ist die stillschweigende Voraussetzung, daß man weiß, was Heilung sei. Bei den somatischen Krankheiten gibt es hier allermeist kein Problem. Bei Neurosen und Psychopathien aber wird es anders. Heilung steht in unlösbarem, wenn auch keineswegs eindeutigem (Wahrheit und Falschheit in sich schließendem) Zusammenhang mit dem, was Glaube, Weltanschauung, Ethos heißt. Es ist eine Fiktion, daß sich der Arzt hier beschränke auf das, was allen Weltanschauungen und Religionen gemeinsam als das objektiv Wünschenswerte, als die Gesundheit gelte.

Ein Beispiel: H. J. Schultz erörtert das Ziel der Therapie anläßlich der von ihm erforschten »autogenen Versenkungszustände«. Sie seien »ungebunden hinsichtlich weltanschaulicher Haltung«, da für Psychotherapie »der Mensch das Maß aller Dinge« sei; sie dienten der »einzigartigen, lebensgerechten Selbstverwirklichung«, die »Selbstverwirklichung des Patienten«, die »Entwicklung und Gestaltung des gelöst-harmonischen Vollmenschentums« sei die höchste Aufgabe der Psychotherapie; die autogene Versenkung fördere durch »selbstbestimmte Innenschau die persönlichkeitsgerechte Arbeit an der eigenen Persönlichkeit«. Welch fragwürdig-vieldeutige Formulierungen! Diese Versenkungszustände sind seit Jahrtausenden in der Joga-Technik, in allen mystischen Meditationsmethoden, in den Exerzitien der Jesuiten benutzt. Aber das ist der Unterschied: Der Seinssinn einer Erfahrung, etwas Unbedingtes und Absolutes war das Ziel, nicht eine psychologische Technik und nicht der Mensch in seiner empirischen – immanent vollendbar vorausgesetzten – Verfassung. Indem Schultz jede solcher Glaubenserfüllung fallen läßt, behält er nur die Technik (die er infolgedessen empirisch zum erstenmal in der Geschichte rein und methodisch untersucht hat), müssen ihm verloren gehen die tiefen Wirkungen auf das Seinsbewußtsein des Menschen, der Ursprung metaphysischer Erfahrungen und damit der existentielle Enthusiasmus und der bittere Ernst; aber indem er sich auf empirisch ärztliche Wirkung beschränkt, braucht er doch unwillkürlich jene Formel vom Ziel der Behandlung, die – als Formeln Ersatz früherer Glaubensantriebe – eine spezifische Weltanschauung (ungefähr des bürgerlichen Individualismus in seiner von dem Stand des Goetheschen Humanitätszeitalters abgeglittenen Form, der J. H. Schultz gewiß recht fern steht) voraussetzen. Denn in ihnen ist die letzte Bestimmung des Menschen gemeint, wenn auch faktisch in undurchschauter Weise.

Setzen wir dagegen v. Weizsäckers Satz: »Gerade die letzte Bestimmung des Menschen kann nie Gegenstand der Therapie sein; es wäre Blasphemie«, so ist hier die Unbestimmtheit des Ziels ausdrücklich da: »Wir können viel, wenn es uns gelingt, krankhaftes Geschehen in gewissen Grenzen, in bestimmten Bahnen zu halten«, und v. Weizsäcker weiß, daß das Ziel weder durch Wissenschaft noch durch Humanität allein bestimmt ist, sondern schon sehr handgreiflich in der Welt durch anderes: »wenn wir die rein menschliche Haltung einnehmen möchten, so stößt die an ihre Grenzen in einer Staatsordnung.«

Das Ziel der psychotherapeutischen Bemühungen wird sonst benannt als Gesundheit, als Arbeitsfähigkeit, als Leistungsfähigkeit und Genußfähigkeit (Freud), als Eingliederung in die Gemeinschaft (Adler), als Schaffensfreude, als Glücksfähigkeit. Gerade die Unbestimmtheit und die Vielfachheit der Formulierungen zeigt die Fragwürdigkeit.

Es ist unmöglich, in den psychotherapeutischen Verfahren die weltanschaulichen Gründe der Zielsetzung los zu werden. Man kann sie verschleiern, man kann sie chaotisch sich wandeln lassen, aber man kann kein reines ärztliches Heilverfahren aus eigenem Recht und eigener Begründung entwickeln. Das geht bis in die Auffassung einzelner Erscheinungen. Man hält es z. B. gemeinhin für ein selbstverständliches *Heilziel, die Angst zu vertreiben*. Demgegenüber bleibt wahr, was v. Gebsattel sagt: »So gewiß ein Leben ohne Furcht erstrebenswert ist, so fragwürdig erscheint es, ob ein Leben ohne Angst wirklich erstrebenswert sei ... Uns will scheinen, daß eine Vielzahl gerade der modernen Menschen durch einen Mangel an Phantasie und sozusagen aus einer Verarmung des Herzens heraus von Angst frei lebt, welche Freiheit die Kehrseite eines tieferen Freiheitsverlustes darstellt – so daß die Erweckung von Angst und damit einer lebendigen Menschlichkeit geradezu die strenge Aufgabe eines Menschen sein kann, den der Eros paidagogos beherrscht.«

Entgegengesetzte Zielsetzung findet man bei Prinzhorn, wenn er einmal den Sektencharakter der psychotherapeutischen Schulen als unumgänglich bejaht (ein andermal aber die Zukunft der Psychotherapie in ihrem Aufgehen in die Praxis der inneren Medizin sieht). Prinzhorn hat die Unmöglichkeit einer weltanschaulich autonomen Psychotherapie ausgesprochen. Auch er stellt dem Psychotherapeuten höchste Aufgaben, sieht ihn »als Mittler von angstvoller Vereinzelung zum Lebensganzen, zu neuer Gemeinschaft, zur Welt, vielleicht zu Gott«, aber dieser Mittler kann er sein entweder aus *persönlicher* Einmaligkeit, unverläßlich, unobjektiv, ohne eine Instanz, in deren Namen er handelt und spricht, oder aus »geschlossener kultureller Gemeinschaft kirchlicher, staatlicher, parteipolitischer Art«, die allein eine feste Antwort auf die Frage nach der Instanz geben. »Die *Entpersönlichung* kann nur bei Berufung auf eine höhere Macht gelingen, in deren Namen der Therapeut handelt. Der Sektencharakter psychotherapeutischer Schulen ist also keine Entgleisung, sondern die Vollendung einer unvermeidlichen Entwicklung.«

2. Grenzen der Psychotherapie. Das Ziel der Behandlung muß bestimmt werden durch das, *was zu erreichen möglich* ist. Die Psychotherapie hat unüberwindliche *Grenzen*. Es sind vor allem zwei:

a) Die Therapie *kann nicht ersetzen, was allein das Leben selber bringt*. Zum Beispiel nur in der Kommunikation der Liebe in einem gemeinsamen Lebensschicksal durch die Altersphasen hindurch kann jene Durchsichtigkeit im Selbstwerden gelingen, während die Klärung im psychotherapeutischen Verfahren sachlich, beschränkt, theoretisch und autoritativ gebunden bleibt. Nur der Einsatz in Gegenseitigkeit vermag, was niemals als beruflich wiederholte Leistung für viele gelingen kann. Weiter muß das Leben selber in der Welt verantwortliche Aufgaben, den Ernst der Arbeit bringen, den keine Therapie künstlich arrangieren kann.

b) Die Therapie sieht sich dem *ursprünglichen Sosein eines Menschen* gegenüber, das sie nicht verändern kann. Während ich in meiner Freiheit meinem Sosein gegenüberstehe als einem Etwas, das ich ändern oder doch im Übernehmen verwandeln kann, muß die Therapie des Anderen mit einem Unveränderbaren rechnen. Es gibt einen Charakter des bleibenden Wesens, das Angeborene. Zwar ist es nicht möglich, im Einzelfall endgültig zu sagen, was dieses sei, aber daß es ein unüberwindbarer Widerstand ist, an dem, sofern dieses Sosein ein Leiden ist, jeder Heilungsversuch vergeblich bleibt, ist die Grunderfahrung jedes Arztes. Gegenüber dem Sosein ist die Therapie nutzlos. Die psychotherapeutische Grundhaltung kann nur redlich bleiben, wenn sie das anerkennt. Zu klären, was das Unveränderliche ist, es wiederzuerkennen und in die Ebene der Diagnostizierbarkeit zu heben, ist der ständige Antrieb des denkenden Psychopathologen, wenn er in der Spannung der Frage steht zwischen dem als gegeben Hinzunehmenden und dem durch Einwirkung Hervorzutreibenden. Aber dabei bleibt ein breiter Bezirk für das Verhalten zum Sosein. Entweder wird es verschleiert (die Therapie hat das Ziel der Beruhigung und Täuschung); man ergreift Maßnahmen »ut aliquid fiat«, man heilt nicht eine Krankheit; man schafft die Atmosphäre menschenfreundlicher Hilfe, man hilft der Lebenslüge, man vermeidet, dem Menschen »zu nahe zu treten« – *oder* man verfährt offen, sucht den Menschen in seinem Sosein zu dem ihm angemessenen Selbstverständnis zu bringen, unternimmt es nicht, ihn zu erlösen, sondern zu klären; der Sinn ist, auch für den Psychopathen und jede Art von Charakteren eine Lebensform zu finden. Wo in dem Abnormen wirklich ein eigenes Wesen ist, gilt vielleicht Nietzsches Satz, daß zu jedem Wesen, jedem Unglücklichen, Bösen, jedem Ausnahmesein eine eigene Philosophie gehöre. Therapeutisch ist die letzte Resignation die Geduld auch gegenüber den wunderlichsten und ärgerlichsten Menschen, die »psychiatrische Milde«.

Gegenüber der Wirklichkeit der Umwelt und der Gegebenheit des eigenen Soseins als Grenzen der therapeutischen Bemühungen geht die Therapie am Ende immer wieder über in eine weltanschauliche Aufgabe. Wenn sie das Durchsichtigwerden statt der Verschleierung wählt, so muß sie sowohl Bescheidung und Entsagen lehren als auch das Ergreifen der positiven Möglichkeiten – eine Aufgabe, die offenbar weder psychologisch noch ärztlich, sondern nur in einer glaubenden philosophischen Grundhaltung vollziehbar ist, in welcher Arzt und Patient verbunden sind.

Die persönliche Rolle des Arztes

Im *Umgang* des Arztes mit dem Patienten ist – so sahen wir – die Situation der *Autorität* gegeben, die wohltätig wirksam sein kann. Wenn in seltenen Fällen die echte Kommunikation erreicht wurde, so ist diese sogleich wieder verloren, sofern nicht auf Autorität restlos verzichtet wird. Wo aber, wie zumeist, die

Autorität gehörig ist, da darf der Arzt aus seiner physischen, soziologischen, psychologischen Situation der Überlegenheit niemals eine absolute Überlegenheit ableiten, als ob der andere nicht mehr ein Mensch wie er selber wäre. Die Haltung der Autorität ist wie die des Naturforschers ein Glied, aber nie das Ganze in der Stellung des Arztes zum Kranken.

Wenn es sich um Psychotherapie handelt, ist der Anspruch an den persönlichen Einsatz des Arztes so außerordentlich, daß seine Erfüllung, wenn überhaupt, nur vereinzelt stattfinden kann. v. Weizsäcker formuliert diesen Anspruch: »Nur wenn die Natur im Arzt von der Krankheit berührt, angesteckt, erregt, erschreckt, erschüttert wird; nur wenn die Krankheit auf ihn übertragen, in ihm fortgesetzt, über sein Bewußtsein zu sich selbst zurückgeführt wird – nur dann und nur so weit, als dies geschieht, ist ihre Überwindung durch ihn möglich.«

Die Kommunikation aber wird durch die typischen Bedürfnisse des Kranken allermeist verunstaltet. Eine der Beziehungen von Mensch zu Mensch, die für den Nervenarzt wichtig wird, ist die von Freud beschriebene *»Übertragung«* von verehrenden, liebenden, aber auch feindseligen Regungen auf den Arzt. In psychotherapeutischer Behandlung ist diese Übertragung eine Unvermeidlichkeit und eine gefährliche Klippe, wenn sie nicht erkannt und überwunden wird. Mancher Arzt sonnt sich in der überlegenen Position, die ihm von den Kranken aufoktroyiert wird; das Streben manchen anderen Arztes, alle diese Übertragungen, dieses Unterwerfen und Sichabhängigmachen, diese Einseitigkeit erotisch gefärbter Beziehung fortzuschaffen, um das allein erwünschte Verhältnis der verstehenden Kommunikation auf gleichem Niveau herzustellen, scheitert an den elementaren Bedürfnissen der Kranken, die einen geliebten Heiland wollen.

Der verantwortliche Nervenarzt wird *seine eigene Psychologie*, die Psychologie des Arztes, *zum Gegenstand bewußter Reflexion* machen. Zwischen Arzt und Patient besteht ja nicht eine eindeutige Beziehung: fachmäßige Auskunft, freundschaftliche Hilfe auf gleichem Niveau, Autorität seiner Verordnungen, das alles hat einen wesensverschiedenen Sinn. Zwischen Arzt und Patient gibt es oft einen Kampf, manchmal einen Kampf um die

Übermacht, manchmal Kampf um die Klarheit. Alles tiefe Durchleuchten ist nur möglich entweder von einer absoluten Autorität her, an die geglaubt wird, oder in Gegenseitigkeit, so daß der Arzt so gut sich selbst wie den Patienten durchleuchten müßte.

Was ein psychotherapeutischer Nervenarzt in unserer Zeit sein kann, ist nicht durch Lehre sachgemäß darzustellen. Er ist *unausweichlich Philosoph*, ist dies bewußt oder unbewußt, diszipliniert oder chaotisch, methodisch oder zufällig, ernst oder spielerisch, aus Unbedingtheit oder in Anpassung an soziologische Konjunkturen. Wie er ist, das ist nur durch Beispiel, nicht durch Lehre übertragbar. Die Kunst des therapeutischen Handelns, des Umgangs, der Form der Gebärde und der Haltung ist nicht auf Regeln zu bringen. Wie Vernunft und Humanitas, Besonnenheit und Offenheit sich geschichtlich zeigen und wirksam werden, ist nicht vorwegzunehmen. Die höchste Möglichkeit kommt durch den hippokratischen Satz zum Ausdruck: ἰατρὸς φιλόσοφος ἰσόθεος.

Typen nervenärztlicher Haltung

Den Bedürfnissen und dem Verlangen der »nervösen« Menschen entspricht notwendig das Wesen der erfolgreichen Nervenärzte. Denn wer »erfolgreich« ist, entscheidet die Masse der Patienten, nicht der »Wert« oder die »Richtigkeit« der Ansichten und des Verhaltens eines Arztes. Damit ist es selbstverständlich, daß den größten Erfolg nicht Nervenärzte, sondern – in früheren Zeiten – Schamanen, Priester und Sektenstifter, Wundermänner, Beichtväter und Seelenführer gehabt haben.

Um Beispiele zu nennen, sind die so gewaltig erfolgreichen »exercitia spiritualia« des Ignatius Loyola eine richtige seelische Kur mit dem Zwecke, alle Gemütsbewegungen, Affekte, Gedanken willkürlich zu beherrschen, willkürlich hervorzurufen und verdrängen zu können. Eine außerordentliche Wirkung haben die Jogatechnik und die Meditationsübungen von Buddhisten gehabt. In unserer Zeit haben etwa die »Gemütskurbewegung« in Amerika oder die Heilungen in Lourdes wohl größere »Erfolge« (der Menge nach) aufzuweisen als alle Nervenärzte. Manchen – wenigen – Persönlichkeiten hilft die stoische Philosophie, zu der ihnen eigenen »Gesundheit«; wieder anderen – noch wenigeren – die Nietzschesche rücksichtslose Ehrlichkeit gegen sich selbst.

Alle diese Bewegungen haben neben den Erfolgen auch Mißerfolge aufzuweisen. Man berichtet von »religiösem Wahnsinn« durch exercitia spiritualia; man weiß, wie ungeeignet Veranlagte von Nietzsche aus dem Gleis geworfen werden. Wenn durch die Freud eigentümliche Psychoanalyse auch auffallende Mißerfolge, Verschlimmerungen der Symptome und quälende Leiden erzielt werden, so gehört das zu allen seelischen Einwirkungsmethoden, wenn man sie auf alle Menschen überträgt. Dem einen Typus »liegt« dieser, dem anderen ein anderer Weg. Was zu einer Zeit Erfolg hat, ist charakteristisch für die Menschen dieser Zeit.

Unser Zeitalter ist charakterisiert durch den Tatbestand, daß heute Nervenärzte säkularisiert tun, was früher auf Glaubensgrundlage vollzogen wurde. Die ärztliche Grundlage mit ihrem naturwissenschaftlichen Wissensbestand gibt zwar die bleibende Farbe, aber der Arzt übt, mag er wollen oder nicht, immer auch eine seelische und moralische Wirkung aus. Da unser Zeitalter den Arzt in die Rolle gedrängt hat, in wachsendem Umfange Aufgaben zu erfüllen, die früher Sache des Priesters und Philosophen waren, so ist eine Mannigfaltigkeit ärztlicher Typen entstanden. Da die Einheit eines Glaubens fehlt, lassen die Bedürfnisse bei Patienten und bei Ärzten viele Möglichkeiten zu. Wie ein Nervenarzt sich verhält, ist nicht nur abhängig von seiner Weltanschauung und von dem, was er aus ihr instinktiv erreichen möchte, sondern auch von dem Druck, den das Wesen seiner Patienten immer unbemerkt auf ihn ausübt. Es ist selbstverständlich, daß es daher recht verschiedene *Typen psychotherapeutischer Nervenärzte* gibt.

Eine Gruppe können wir aussondern als *Typen abgeglittener Art*. Da gab es den gläubigen Flachkopf, der auf seine unbegründeten Behandlungsmethoden, sei es Elektrizität, Hypnose oder Wässer, Pulver und Pillen für alle Fälle schwur, und der durch die Wirkung seiner energischen Persönlichkeit überall da Erfolge erzielte, wo es durch grobe Suggestion möglich ist; da gab es ferner den Schwindler, der, gegen sich und die Kranken unehrlich, im psychotherapeutischen Verkehr alle möglichen Bedürfnisse (Machtgefühl, erotische Triebe, Sensationssucht) bei sich und seinen Patienten befriedigt. Es gibt einen charakteristischen Ton und Stil der Schriften aus solchem Umkreis: phantastische Theorien, die alle anderen Meinungen verachten, ein Überlegenheitsgefühl aus dem naiv oder frech behaupteten Besitz der eigentlichen Wahrheit, eine Neigung zum Pathetischen und Großartigen, eine endlose Wiederholung der simplen Positionen, die Form endgültiger dicta, die jeden Widerspruch als erledigt ansehen.

Weiter gibt es den *redlichen Arzt*, der sich bewußt auf das Somatische beschränkt und doch vermöge seiner Vernunft unwillkürlich erziehend wirkt, um so besser, als er gar nicht die Absicht hat. Da gibt es ferner den *Skeptiker*, der, wissenschaftlich allseitig gebildet, die Wirklichkeit unverhüllt sieht, aber überall noch Zweifel an den Erkenntnissen hegt, der wohl ein ratender, lindernder, lehrender, aber kein in der Tiefe ergreifender, umwälzender Arzt ist.

Wenn ich versuche, *einen Typus* zu kennzeichnen, der *im naturwissenschaftlichen Zeitalter*, zwischen den Paradoxien der Aufgaben in der Schwebe bleibend, doch alle seelischen Dimensionen berührend, den entschiedensten Erfolg hatte, so sehe ich folgendes Bild: Fester Rückhalt sind ihm die somatische Medizin, Physiologie und die Naturwissenschaften, daher herrscht den Kranken gegenüber eine Haltung des empirischen Beobachtens und der sachlichen Beurteilung, überhaupt eine verständige Realitätsauffassung. Kaum je wird dieser Arzt auf einen Schwindel hereinfallen, sich keinem Dogma, keinem Fanatismus, keiner Endgültigkeit überlassen. Aber er hat auch keine Grundüberzeugungen und kein Wissen des Wissens, daher behandelt er alle Sätze und Tatsachen, Verfahren und Termini als auf einer gleichartigen Ebene der Wissenschaft überhaupt liegend; ihm fehlt ein durchgebildeter Bau seines Denkens, was er als Vorteil ansieht und entschuldigt mit seiner empirischen Einstellung oder mit dem vermeintlich heuristischen Wert auch der beliebigen Gedanken. Autorität der Wissenschaft ersetzt den Verlust aller anderen Autoritäten. Er lebt in der Atmosphäre allseitiger Konzilianz und des Geltenlassens, das nur in seltenen Fällen durchbrochen wird, wo er mit ethischem Pathos sich zumal gegen Kräfte wendet, die seinen Beruf gefährden. Es ist kein voller Ernst des Behauptens. In der Lässigkeit skeptischer Grundstimmung ist das Wesentliche die wirksame Gebärde, und auch die Wissenschaftlichkeit wird zur Gebärde, die wissenschaftlichen Gedanken werden auf Erfolg in der Umwelt und beim Patienten geprüft und darnach ausgewählt; es ist ein unbewußt situationsgemäßes, gleichsam echtes Schauspielern. Gegenüber dem Ernst philosophischer Positionen gilt ihm: die eine ist in ihrer Art wahr, die andere ist auch brauchbar und nicht weniger wahr. Die tiefe Skepsis ermöglicht es, den armen, bedürftigen, kranken Menschen je nach Fall und Lage Raum zu lassen auch für beglükkende Träume und Glaubensinhalte; der Schwindel selber ist als das Unausweichliche das zu Beherrschende und sinnvoll zu Nutzende. Daher die feierliche Haltung mit dem Zusatz des skeptischen Lächelns, diese Würde mit Ironie, diese bezwingende Liebenswürdigkeit, diese Hörfähigkeit für alles Fremde. Solche Ärzte sind eine Erscheinung im Übergang aus der vergangenen Glaubens- und Bildungswelt in das positivistische, materialistische Leben. In der ersteren sind sie noch überlieferungsgemäß zu Hause und leben daraus als von einem immer mehr verzehrten Kapital, in dem neuen Leben aber verstehen sie sich zurechtzufinden. Daher sind sie nirgends auf ein Prinzip zu bringen. Scheint es, man könne sie doch auf die Prinzipien des Zeitalters bringen – Erfolg, Nutzen, Wissenschaftlichkeit, Suchen nach Techniken und nach Gebärden des jeweils Wirksamen – und glaubt man sie nirgends mehr als sie selbst zu sehen, sondern nur noch im Betrieb, bei aller Intensität ihrer Arbeit ohne unbedingten Einsatz, so zögert man. Es ist, als ob ein Funke unendlichen Wissens »in der Mitte der Zeit«, im Übergang der Zeitalter in ihnen Gestalt gewinne.

Sucht man nach dem *Ideal des Nervenarztes*, nach seinem Typus, der die wissenschaftliche Basis des Skeptikers mit der Kraft einer wirkenden Persönlichkeit und dem Ernst existentiellen Glaubens verbindet, so mag man an Nietzsches Worte denken und wird doch in ihnen überall eine Schiefheit spüren:

»Es gibt jetzt keinen Beruf, der eine so hohe Steigerung zuließe, wie der des Arztes; namentlich nachdem die geistlichen Ärzte, die sog. Seelsorger ihre Beschwörungskünste nicht mehr unter öffentlichem Beifall treiben dürfen und ein Gebildeter ihnen aus dem Wege geht. Die höchste geistige Ausbildung eines Arztes ist jetzt nicht erreicht, wenn er die besten neuesten Methoden kennt und auf sie eingeübt ist und jene fliegenden Schlüsse von Wirkungen auf Ursachen zu machen versteht, derentwegen die Diagnostiker berühmt sind: er muß außerdem eine Beredsamkeit haben, die sich jedem Individuum anpaßt und ihm das Herz aus dem Leibe zieht, eine Männlichkeit, deren Anblick schon den Kleinmut (den Wurmfraß aller Kranken) verscheucht, eine Diplomatengeschmeidigkeit im Vermitteln zwischen solchen, welche Freude zu ihrer Genesung nötig haben, und solchen, die aus Gesundheitsrücksichten Freude machen müssen (und können), die Feinheit eines Polizeiagenten und Advokaten, die Geheimnisse einer Seele zu verstehen, ohne sie zu verraten – kurz, ein guter Arzt bedarf jetzt der Kunstgriffe und Kunstvorrechte aller anderen Berufsklassen. So ausgerüstet ist er dann imstande, der ganzen Gesellschaft ein Wohltäter zu werden.«

Was für ein Nervenarzt man wird, und was für einen Typus man für das »Ideal« hält, das hängt nicht von wissenschaftlicher Begründung ab. Unbedingt zu fordern ist vom Nervenarzt eine somatisch-medizinische und eine psychopathologische Bildung, die in beiden Richtungen wissenschaftlich ist. Ohne diese Basis kann er nur Scharlatan sein, aber mit dieser Basis ist er noch kein Nervenarzt. Die Wissenschaft ist nur eines der Hilfsmittel. Es muß noch viel hinzukommen. Unter den *persönlichen Vorbedingungen* spielt die Weite des Horizontes eine Rolle, die Fähigkeit, vorübergehend ganz wertungsfrei, hingebend, wirklich vorurteilslos zu sein (eine Fähigkeit, die nur bei Menschen vorkommt, die im übrigen ursprünglich starke Wertungen und einen ausgeprägten Charakter besitzen), schließlich eine ursprüngliche Wärme und Güte des Wesens. – Es liegt auf der Hand, daß ein guter Nervenarzt nur eine seltene Erscheinung sein kann. Auch dann pflegt der Nervenarzt ein guter nur *für einen bestimmten Kreis* von Menschen zu sein, zu denen er paßt. Ein Nervenarzt für jedermann ist eine Unmöglichkeit; die Verhältnisse zwingen jedoch den Nervenarzt und machen es ihm zur Pflicht, jeden Menschen zu behandeln, der sich ihm anvertraut. Jenes Faktum muß ihn dabei bescheiden bleiben lassen.

Die Schädlichkeit der psychologischen Atmosphäre

Gläubige und philosophierende Menschen vollziehen ihre Durchhellung unabsichtlich im Zusammenhang ihrer sachlichen Leistung, in der Führung durch Gehalte und Ideen, durch die Wahrheit und Gott. Die Reflexion auf sich selbst kann ein Mittel auf diesem Wege sein; aber sie ist niemals von eigenständiger Macht, sondern eigentlich wirksam nur durch jenes Sein, das dieses Mittel ergreift. Wird dagegen die Selbstreflexion als psychologische Betrachtung zur Lebensatmosphäre, so fällt der Mensch in eine Bodenlosigkeit. Denn die Wirklichkeit seines Seelenlebens ist an sich noch nicht das Sein, sondern die Stätte von dessen Erfahrung. In der Psychotherapie liegt eine gefährliche Tendenz, den einzelnen Menschen in seiner seelischen Wirklichkeit zum Endzweck zu machen. Der Mensch, der seine Seele zum Gott macht, weil Welt und Gott ihm verloren gingen, steht am Ende im Nichts.

Es bleibt aus die hinreißende Gewalt der Sachen, der Glaubensinhalte, der Bilder und Symbole, der Aufgaben, des Unbedingten in der Welt. Es ist auf dem Wege psychologischer Selbstreflexion unmöglich zu erreichen, was allein aus der Hingabe an das Sein möglich ist. Daher der radikale Unterschied in der Wirksamkeit der psychologisch zweckhaften Seelenexerzitien der Nervenärzte und der geschichtlichen auf Gott oder das Sein gerichteten Exerzitien der Priester, Mystiker, Philosophen aller Zeiten, zwischen der Aussprache und Selbstenthüllung vor dem Arzte und der kirchlichen Beichte. Hier ist die transzendente Wirklichkeit entscheidend. Ein psychologisches Wissen, wie etwas in der Seele möglich sei, und eine Richtung der Anstrengung auf psychologische Bewirkung dieses Erwünschten bringt nie dazu, daß es in mir auch wirklich werde. Der Mensch muß sich um die Sachen kümmern, nicht um sich selbst (oder um sich selbst nur als Weg), um Gott, nicht um die Gläubigkeit, um das

Sein, nicht um das Denken, um das Geliebte, nicht um das Lieben, um die Leistung, nicht um das Erleben, um die Verwirklichung, nicht um Möglichkeiten – oder vielmehr um das je zweite immer nur als Übergang, nicht seiner selbst wegen.

In der psychologischen Atmosphäre entfaltet sich eine *egozentrische Lebenshaltung* – gerade auch beim Meinen und Wollen des ihr Entgegengesetzten –, der Mensch als dieses Subjekt wird zum Maß aller Dinge. Eine existentielle Relativierung ist die Folge der Verabsolutierung psychologischen Wissens als dem vermeintlichen Wissen vom eigentlichen Geschehen.

Es erwächst eine spezifische *Schamlosigkeit*, eine Neigung, seine Seeleneingeweide auszubreiten, ein Sagenmögen dessen, was im Sagen gerade zerstört wird, eine Neugier in bezug auf Erlebnisse, eine Zudringlichkeit zum Anderen als psychologischer Wirklichkeit.

Die Unsauberkeit, die in der psychologischen Atmosphäre bereitliegt, wird fühlbar durch den Gegensatz zur Sauberkeit des naturwissenschaftlichen Arztes, der das Psychische ignoriert, dabei gewiß viel versäumt, aber in seinem Felde klare und wirksame Therapie treibt; oder auch zur Sauberkeit des kraftvollen Glaubens, der innerhalb des Wißbaren tut, was möglich ist, das übrige trägt und Gott anheimstellt, ohne es psychologisch vermeintlich zu wissen, zu vergewaltigen und zu entwürdigen.

Aber die Gefahr der Psychologie ist zu kennen, um sie zu überwinden. Die Psychologie und Psychotherapie, niemals Selbstzweck in ihrem Gegenstand und Ziel, sind ein unerläßlicher Weg, wenn einmal eine hohe Bewußtseinsstufe erreicht ist.

Die öffentliche Organisation der Psychotherapie

Die Versorgung der *Geisteskranken* in Anstalten hat seit anderthalb Jahrhunderten kleine Welten entstehen lassen. Psychiater verwirklichten eine Idee, um das Übel für die Kranken und für die Gesellschaft auf ein Mindestmaß von Schaden zu bringen. – Die *Erkrankungen des Nervensystems* wurden Sache selbständiger Kliniken und der Nervenärzte. Eine nähere Beziehung der Neurosen und endogenen Psychosen zu den bekannten neurologischen Erkrankungen besteht aber gar nicht, die Beziehung zu allen anderen somatischen Erkrankungen ist praktisch mindestens ebenso nah. – *Psychotherapie* wurde beiläufig von Psychiatern, Neurologen, Internisten betrieben. Ordnung und Prinzip gab es hierfür nicht. Erst seit einigen Jahrzehnten ist Psychotherapie praktisch zu einer Lebensaufgabe geworden. Es erwuchs der Stand der Psychotherapeuten, zumeist Ärzte, ergänzt durch behandelnde Psychologen anderen Bildungsganges. Die Psychotherapie wurde zu einer Sache eigener Zeitschriften. Kongresse der Psychotherapeuten hatten über 500 Teilnehmer. Etwas grundsätzlich Neues geschah 1936, als das »Deutsche Institut für psychologische Forschung und Psychotherapie« in Berlin unter Leitung von M. H. Göring gegründet wurde. Damit war für die Psychotherapie der Schritt zur Institution getan.

Die Psychotherapie soll in der öffentlichen Verwirklichung sich bewähren als ein eigenständiges Glied der ärztlichen Heilfähigkeiten. Das erfordert: die Ausübung des Berufes muß unter Bedingungen gestellt werden, die seine beste Erfüllung sichern; Ausbildung und Lehre sollen ermöglicht, die notwendigen psychologischen Erkenntnisse methodisch im Zusammenhang mit der Praxis gefördert werden. Daraus folgt: Die bis dahin zerstreuten Bestrebungen sollen vereint werden. Was zuerst entstand, indem jeder auf eigene Hand versuchte, und was sich in kleinen Kreisen oder Schulen entwickelte, soll sich als ein Ganzes gestalten. Das Institut sucht alle Kräfte psychotherapeutischen Wissens und Könnens in Austausch und Wechselwirkung zu setzen. Man will Gegensätze überbrücken, das Gemeinsame aller Psychotherapie, die Einheit der Idee herausarbeiten. Eine Poliklinik dient in wachsendem Umfange der Praxis. Sie soll durch regelmäßige Bearbeitung der Krankengeschichten eine umfassende Forschungsgrundlage gewinnen. Vielleicht könnten auf diesem Wege zum erstenmal wirkliche psychotherapeutische Biographien in größerer Zahl entstehen.

Der Hauptmangel dieser ersten Institution ist ihre Trennung von der psychiatrischen Klinik. Psychotherapeuten, die nicht aus eigener Erfahrung gründliche Kenntnis der Psychosen und der Praxis des Umganges mit ihnen in der Anstalt und in der Gesellschaft haben, verfallen fatalen Verwechslungen in ihrer

Diagnostik und allzuleicht auch den Phantasien und den Absurditäten, welche in der psychotherapeutischen Literatur einen so großen Raum einnehmen. Ohne die breit fundierte Kunde von den Realitäten der Psychosen und ohne die leidenschaftlich gesuchte Erkenntnis von ihnen, muß jedes Bild vom Menschen, daher jede Anthropologie etwas im Sinne von Realistik Brüchiges erhalten. Denn für die Anschauung des Menschen ist beides notwendig, der Stoß an das undurchdringliche Reale des Unverständlichen und die Offenheit für die Möglichkeit der Freiheit. Jene Anschauung des Stoßes wird erst durch die Psychiatrie zuverlässig, diese Offenheit wird durch Philosophie befreit. Psychotherapie kann nicht aus eigenem Ursprung leben.

Wir sahen, daß die Psychotherapie eine ärztliche Wurzel hat, aber als *Faktum des Zeitalters* über den ärztlichen Bereich hinausgewachsen ist. Sie ist ein Phänomen des im Sinne der kirchlichen Überlieferung glaubensarmen Zeitalters. Psychotherapie will heute nicht nur den Neurosen, sondern dem Menschen in Seelennot und in seinem Charakter helfen. Sie steht zwar nicht in Überlieferungs-, aber in Sinnzusammenhang mit Beichte, Seelenkathartik, Seelenführung gläubiger Zeitalter. Sie erhebt Ansprüche und gibt Versprechungen, die den Menschen überhaupt angehen. Es ist unentschieden, was aus ihr wird.

Wie alle menschlichen Unternehmungen bringt auch die Psychotherapie ihre *spezifischen Gefahren*. Sie kann statt in der Not Wege der Hilfe zu zeigen, eine Art von Religion werden ähnlich den gnostischen Sekten vor anderthalb Jahrtausenden. Sie kann zur Stätte des Ersatzes für Metaphysik und Erotik, für Glauben und Machtwillen, für die Auswirkung skrupelloser Antriebe werden. Sie kann bei scheinbar hohem Anspruch doch in der Tat die Seele nivellieren und trivialisieren.

Gegenüber allen Gefahren hat Psychotherapie aber durch den Sinn ihres Wissens die Abwehrmittel in der Hand; denn der wissende Psychotherapeut durchschaut am klarsten die Irrungen, wird darum auch um so schuldiger, wenn er ihnen verfällt. Doch erst die *Institution* vermag Daseinsformen zu entwickeln, Rechtssatzungen und Vorschriften zu geben, durch die nicht nur die Überlieferung der Lehre und Kunst im ganzen Umfang verwirklicht, sondern auch die Gefahren abgewehrt werden können.

Es ist zu erwarten, daß mit der Zeit aus Praxis und Besinnung eine durchkonstruierte Idee der psychotherapeutischen, institutionell geformten Wirklichkeit entsteht. Das ist Sache der aktiv Beteiligten. Hier sind nur einige fragmentarische Bemerkungen zur Anregung des Nachdenkens gehörig. In dem Bewußtsein der außerordentlichen Möglichkeiten der Psychotherapie suchen wir klare Unterscheidungen. Es ist kein Bild zu entwerfen einer Realität, wie sie irgendwo ist oder schon war, sondern nur auf einige Ansätze für die Konstruktion der Idee hinzuweisen. Dabei werden äußerste Möglichkeiten berührt; nur der in vereinfachter Linienführung auf die Spitze getriebene Gedanke kann ein Instrument sein zur Befragung der jeweiligen Realität.

Die grundsätzliche Schwierigkeit ist, daß in dieser Praxis, die sich auf das Ganze des Menschseins richtet, die Forderung an den Arzt geht, mehr als nur Arzt zu sein. Damit gerät die Besinnung auf einen radikal anderen, umfassenderen Standpunkt, als es der rein psychopathologische ist.

1. Die Forderung der Selbsterhellung des Psychotherapeuten. Daß der Arzt sich selber gegenüber leisten solle, was er dem Kranken tut, seine Kunst an der eigenen Person bewähren müsse, das wäre bei somatisch-kausalen Krankheiten eine falsche Forderung, – ein Arzt kann eine Nephritis bei seinem Patienten vortrefflich behandeln und nicht weniger gut, wenn er sie bei sich selber vernachlässigt und mißhandelt. Aber in seelischen Dingen ist das anders. Der Psychotherapeut, der sich selbst nicht durchleuchtet, kann auch den Kranken nicht recht durchleuchten, weil die Weise, wie er es vollzieht, ständig undurchschaute, sachfremde Antriebe in sich wirksam werden läßt. Ein Psychotherapeut, der sich selbst nicht helfen kann, kann auch dem Kranken nicht wahrhaftig helfen. Daher ist die Forderung, daß der Arzt sich selbst zum Gegenstand seiner Psychologie machen müsse, alt. Sie ist neuerdings zur Grundforderung erhoben worden. Jung formulierte sie (gekürzt):

»Die Beziehung zwischen Arzt und Patient ist eine persönliche Beziehung innerhalb des unpersönlichen Rahmens der ärztlichen Behandlung ... Die Behandlung ist das Produkt einer gegenseitigen Beeinflussung. In der Behandlung findet die Begegnung zweier Menschen statt, die neben ihrem vielleicht bestimmten Bewußtsein eine unbestimmbar ausgedehnte Sphäre von Unbewußtheit mitbringen … Tritt eine Verbindung überhaupt ein, so sind beide gewandelt … Unbewußt beeinflußt ihn der Patient und bewirkt Veränderungen im Unbewußten des Arztes … Wirkungen, die man wohl nicht anders formulieren kann als durch die alte Idee der Übertragung einer Krankheit auf einen Gesunden, der dann mit seiner Gesundheit den Krankheitsdämon bezwingen muß … In Anerkennung dieser Tatsachen hat selbst Freud meine *Forderung, daß der Arzt selber analysiert sein müsse*, aufgenommen. Diese Forderung bedeutet, daß der Arzt ebensosehr in der Analyse ist wie der Patient … Die analytische Psychologie verlangt also *Rückanwendung des jeweilig geglaubten Systems auf den Arzt selber*, und zwar mit derselben Schonungslosigkeit, Konsequenz und Ausdauer, die der Arzt dem Patienten gegenüber an den Tag legt … Die Forderung, daß sich der Arzt wandle, damit er fähig werde, auch den Kranken zu verwandeln, ist eine unpopuläre Forderung, erstens weil sie unpraktisch zu sein scheint, zweitens weil Beschäftigung mit sich selbst einem Vorurteil unterliegt, und drittens, weil es bisweilen sehr schmerzhaft ist, selber alle jene Erwartungen zu erfüllen, die man gegebenenfalls an seine Patienten richtet … Die neueste Entwicklung der analytischen Psychologie stellt die Persönlichkeit des Arztes selber als Heilfaktor oder dessen Gegenteil in den Vordergrund … Der Arzt darf seiner eigenen Schwierigkeit nicht mehr entwischen dadurch, daß er die Schwierigkeiten anderer behandelt.«

Daraus hat man die *Forderung der »Lehrbehandlung«* gemacht. Wer nicht selber hartnäckig – etwa 100–150 Stunden im Laufe eines Jahres oder mehr – sich von einem andern hat tiefenpsychologisch analysieren lassen, sei weder fähig in der Psychologie sachverständig mitzureden noch Psychotherapie auszuüben. »Wir wollen nicht an Patienten lernen, sondern an uns. Wir wollen nicht das Wichtigste, was der Mensch überhaupt besitzt, aufdecken und führen, bevor wir uns nicht selbst einigermaßen erkannt und durchschaut haben. Das sind wir unseren Patienten schuldig.« Daher soll die Lehrbehandlung ein wesentliches Glied in der Ausbildung der zukünftigen Therapeuten werden. Diese Forderung wird mit einer ungewöhnlichen Intensität vertreten, obgleich es führende Nervenärzte gibt, die, soviel man weiß, an sich selber keine tiefenpsychologische Analyse haben durchführen lassen. Dazu ist zu unterscheiden:

a) Die *Selbstdurchhellung* ist eine *unumgängliche, wahre Forderung*. Es ist nur die *Frage, wie sie vollzogen wird*, und ob eine unmittelbare Hilfe durch einen anderen, der berufsmäßig gegen Honorar die Bloßlegung der Seelentiefen bewirkt, notwendig ist. Man darf das Sichoffenbarwerden nicht verwechseln mit einer zwischenmenschlichen Methode des Analysierens. Man kann nicht sichern, was der Existenz erwachsen muß. Man kann nicht unter Kontrolle stellen und bescheinigen, was im inneren Handeln, immer einzig und einmalig, geschieht. Daher scheint erwägenswert, ob die Forderung der Selbsterhellung nicht für ihre Verwirklichung den breitesten Spielraum jeweils selbst zu wählender Möglichkeiten gewähren sollte. Der einzelne soll wählen, ob er sich zu tiefenpsychologischer Analyse einem anderen anvertraut, oder ob er indirekt in persönlichem Kontakt Anregungen erfährt, oder ob er im Zusammenhang mit den großen Erhellungskonstruktionen (z. B. Kierkegaards »Krankheit zum Tode«) in seinem geschichtlichen Leben das Offenbarwerden erfährt, oder ob er alles zugleich tut. Macht man das Innerlichste zu einem äußerlich Kontrollierbaren und hält man an der Voraussetzung fest, es gebe jederzeit unter den approbierten Psychotherapeuten solche, denen jeder junge Mensch sich restlos offenbaren und anvertrauen möchte, so besteht die Gefahr, daß man ausgezeichnete Menschen von der Wahl dieses Berufes abhält, vielleicht die eigenständigsten, menschlichsten und gesündesten, welche gerade imstande wären, die Psychotherapie in Forschung und Praxis zu weiterer Niveauerhöhung zu bringen. Die Gründer der institutionellen psychotherapeutischen Ausbildung müssen sich fragen (und dabei ihren psychologischen Erhellungswillen unbefangen von eigenen Schulüberlieferungen wirksam werden lassen), ob in der Forderung der Lehranalyse nicht zuweilen etwas wie eine verborgene Forderung eines Bekenntnisses liegt und die Quelle von etwas, das Sektenbildungen zugehört, nicht aber der Idee einer öffentlichen, allgemeinen

Heilwirksamkeit; oder ob hier die wahre Idee der notwendigen ständigen Selbsterhellung des Psychotherapeuten sich selber mißversteht in der Fixierung auf eine bestimmte Form, die ihrerseits schwankt zwischen der Analyse mit unpersönlicher Anwesenheit des Therapeuten hinter dem Rücken und der persönlichen Kommunikation Aug in Auge. Meine Vermutungen würden bestätigt, wenn eines Tages etwa die Forderung auftreten würde nach schulmäßig bestimmter Lehrbehandlung und nach Scheidung dieser verschiedenen Lehrbehandlungen, zwischen denen der Studierende sich zu entscheiden habe. Man schlösse Frieden in Analogie zu Toleranzverträgen zwischen Konfessionen, von denen jede heimlich erwartet, daß sie als die allein wahre schließlich auch allein herrschen werde. Damit würde der weltanschauliche Charakter der bestimmten Lehrbehandlung und das ganze Verfahren als eine Ersatzbildung für Glaubensbewegungen bloßgestellt.

Um diesem Irrweg in die Enge letztlich privater Weltanschaulichkeiten zu entgehen, müßte zwar nicht die Lehrbehandlung, aber die Forderung der Lehrbehandlung als unerläßliche Bedingung der psychotherapeutischen Ausbildung fallen. Als unbedingt bleibt dann nur die Forderung der Selbsterhellung des Psychotherapeuten, welche sich jedoch der objektiven Kontrolle, Prüfung und Feststellung entzieht. Inhalt der institutionell tradierten Lehre kann nur das allgemein Zugängliche, objektiv Gültige sein, wenn auch in der Praxis alles Entscheidende durch die Persönlichkeiten kommt, die es ergreifen.

Jeder Beruf braucht den Schutz einer bestimmten Überlieferung. Ein werdender Beruf ist in seinen Möglichkeiten offen oder beschränkt durch die Wahl seiner ersten Organisation. Mir scheint, daß die Wahl der Lehrbehandlung als das unterscheidende Kriterium zunächst in die Enge mehrerer sich ausschließender und opportunistisch sich duldender Schulen, schließlich aber zum Versanden dieses Berufes führen würde. Es ist eine Schicksalsfrage, ob es ihm gelingt, die Tiefe der Überlieferung im praktischen Wissen um den Menschen von Plato bis Nietzsche als die Grundlage zu gewinnen, welche diesen Beruf aus dem im engeren Sinne ärztlichen heraushebt. Anders ausgedrückt: Jede geistige Bewegung ist im Gehalt bestimmt durch die

Männer, auf die als ihre Gründer sie sich bezieht. Winckelmann hat das Niveau der Archäologie bis heute geschaffen, obgleich die meisten seiner Thesen hinfällig wurden. Der Adel seines Wesens, die Tiefe seiner Idee haben entschieden. Aber man darf sich nicht täuschen: auf Freud, Adler, Jung läßt sich keine Bewegung gründen, die den hohen Rang hat, welcher von der Psychotherapie zu fordern ist. Nicht einmal in ihrer Überwindung kann der Weg gefunden werden (denn man macht sich abhängig von dem, was man bekämpft), sondern nur im positiven Ergreifen der Wahrheit aus der großen Überlieferung. Diese könnte in gegenwärtiger Erfahrung wiedererkannt und angeeignet werden durch die Praxis der Psychotherapeuten, welche heute in der Situation des entscheidenden Übergangs die Gründung vollziehen. Sie müssen das Werk schaffen, das als Totalität einer Lehre, welche Geltung beanspruchen darf, noch nicht da ist. Letztlich gibt es dann keine Berufung auf Erleben oder auf eine Anzahl übersehbarer Menschentypen, zu denen verschiedene Methoden gehören sollen. Denn in solchen unbestimmten Simplizitäten kollabiert das verstehende Schaffen, das das Wahre erblickt und zeigt. Dieses Wahre, wenn es einmal aus der Tiefe der Überlieferung ergriffen und in gegenwärtiger Gestalt wirklich geworden ist, würde wie von selbst das Wertvolle, das Unzureichende, das Zufällige, das Zerstörerische in den Autoren der älteren Generation durchschauen lassen, welche heute die Psychotherapie, die sie in Gang gebracht haben, anonym oder ausdrücklich noch weitgehend beeinflussen.

b) Man muß unterscheiden zwischen *erhellender Tiefenpsychologie* und *psychologischen Techniken*. Der Vollzug der Tiefenpsychologie bedeutet zugleich ein Hineingenommenwerden in Gehalte und Anschauungen, deren Erlebnis sich weltanschaulich einprägt, bei aller Bewußtheit immer auch unbewußt suggestiv wirkt; der Vollzug als solcher bedeutet schon ein Jasagen. Psychologische Techniken dagegen, die zu Heilzwecken verwendet werden (Hypnose, autogenes Training, Übungen usw.), bringen spezifische Erfahrungen, die gleichsam durch ein neues Instrument gewonnen werden. Man darf fordern: Psychologische Techniken, die ich am anderen anwenden will, muß ich mit mir selbst versucht und durchgeführt haben, und zwar unter

Mitwirkung und Leitung Sachverständiger. Wo aber solche Techniken überschritten werden zugunsten eines Persönlich-Geschichtlichen, das seinem Sinne nach zweckhaft weder zu machen noch zu offenbaren ist, daher trotz aller methodischen Überlegungen nie eigentlich Technik werden kann, da ist gerade umgekehrt alles zu tun, hier nichts zu verwechseln. Es ist die Scheu zu pflegen, die der Tiefe des Unbewußten gegenüber sein muß, wenn es gedeihen und mittragen soll; es ist die Technisierung zu vermeiden, um mit dem eigenen Wesen offen zu bleiben. Die persönlichen Voraussetzungen des psychotherapeutischen Berufes dürfen nicht als aus absichtlichem Lernen hervorgehend erwartet werden; sie erfordern viel mehr und darunter solches, das entscheidend außerhalb jedes Lernens steht.

2. Neurotische und Gesunde. An der zitierten Stelle über die notwendige Rückanwendung der Analyse auf den Arzt fährt Jung fort:

»Die mit dieser Frage unlösbar verknüpfte Selbstkritik und Selbsterforschung wird eine ganz andere Auffassung der Seele als die bisherige, bloß biologische, nötig machen, denn die Seele des Menschen ... ist nicht nur der Kranke, sondern auch der Arzt, nicht nur das Objekt, sondern auch das Subjekt ... Hier wird, was früher medizinische Behandlungsmethode war, Methode der Selbsterziehung ... damit *zersprengt die analytische Psychologie die Fesseln*, welche sie bisher an das Konsultationszimmer des Arztes verhafteten. Sie tritt in jene große Lücke, welche bisher der seelische Nachteil der abendländischen gegenüber den östlichen Kulturen war. Wir kannten nur seelische Unterwerfung und Bändigung ... Wo eine ursprünglich ärztliche Psychologie den Arzt selber zum Gegenstand nimmt, *hört sie auf, bloße Behandlungsmethode für Kranke zu sein*. Sie behandelt jetzt Gesunde, deren Krankheit höchstens das Leiden sein kann, das alle quält.«

Jung sprach deutlich aus, was längst schon geschah. Aber was als Schwäche oder Irrtum der Therapie gelten konnte, macht er zur Stärke und zur Aufgabe. Um so dringender ist es jetzt, einige radikale Sinnverschiedenheiten nicht zu vergessen.

a) *Unterschied von Neurose und Gesundheit.* Nur eine Minderzahl von Menschen sind Neurotiker, die Mehrzahl ist gesund. *Es ist eine Wesensverschiedenheit* zwischen *neurotischen* Phänomenen und dem *gesunden*, jedermann zugänglichen Seelenleben. Die Mehrzahl kennt neurotische Erscheinungen nicht aus eigener Erfahrung und versteht sie darum nicht.

Es gibt *Übergänge* zwischen Neurose und Gesundheit, insofern als einzelne Erscheinungen der Neurosen auch bei einer Minderzahl Gesunder vorkommen, und zwar meist episodenhaft. Dieser Übergang bedeutet also nicht, daß alle Menschen auch ein wenig neurotisch seien, sondern nur, daß es vereinzelte und vorübergehende Erscheinungen bei sonst nicht kranken Menschen gibt, daß aber auch hier gilt: nur eine kleine Minderzahl von Menschen wird von sporadischen neurotischen Phänomenen befallen, die meisten kennen sie überhaupt nicht; und diese wenigen dürfen dazu noch zumeist im ganzen für gesund gehalten werden.

Während an diesen Thesen wohl kaum ein wesentlicher Zweifel möglich ist, ist die dritte Feststellung nicht in gleichem Sinne zweifellos: die neurotischen Erscheinungen seien *Folge* der seelischen Schwierigkeiten, die jeder Gesunde kenne und überwinde. Die psychologisch-existentiellen Nöte sind schlechthin menschlich, nicht neurotisch. Es ist nicht zu leugnen, daß in der Mehrzahl der Neurosen die allgemeinen Lebensschwierigkeiten eine wesentliche Rolle spielen. Aber durch Versagen in Lebensnot, durch Mangel an Selbstdurchleuchtung, durch Unehrlichkeit und Selbstverrat, durch verwerfliche Handlungen entstehen keineswegs Neurosen, sondern charakterlich minderwertige Menschen; es ist ein Unterschied zwischen den zahllosen existentiell verderbenden Menschen, die doch gesund sind, und den Neurotikern, oder zwischen Niedertracht und Krankheit. Zur Entstehung der Neurose muß etwas Entscheidendes, für die Neurose Spezifisches hinzukommen: die bestimmte Anlage der seelischen Mechanismen. Diese erst lassen aus dem Versagen in der Lebensnot Neurosen entstehen. Und sie ermöglichen die Neurose sogar bei Selbstdurchleuchtung und Wahrhaftigkeit. Man kann manchmal von einem Neurotiker sagen: »Er ist nervös, aber anständig nervös.« Nicht nur die Niedertracht in allem Abfall, sondern auch der wahrhafte Ernst im Aufschwung kann bei gegebenen Mechanismen neurotische Phänomene zeitigen.

b) *Unterschied von Therapie und Hilfe in Seelennot.* Alle Menschen bedürfen der Selbstdurchleuchtung und damit der Selbstberuhigung im inneren Handeln, der wahrhaftigen Bemeisterung der Lebensschwierigkeiten, des freien Verzichts und des Entsagens, des Übernehmens der ihnen gegebenen Lebenswirklichkeit. Aber nur jene neurotische Minderzahl bedarf der Therapie. Es ist ein Sinnunterschied zwischen dem Fertigwerden mit Lebensproblemen, dem Reifen, dem Existentiellwerden einerseits und der Heilung einer Neurose andererseits; und entsprechend zwischen Hilfe in Seelennot und ärztlicher Therapie.

Auswege in der Not zu finden, sich zu sich selbst zu verhalten, sich erziehen, das ist die Aufgabe für jeden Gesunden, und in gesteigerten Schwierigkeiten kann der andere Mensch – auch in Gestalt des Psychotherapeuten – Wege erhellen. Die neurotischen Erscheinungen aber zu heilen, dafür bedarf es spezifisch ärztlicher Maßnahmen, innerhalb derer jene Weise der allgemeinmenschlichen Hilfe auf unberechenbare Weise bedeutungsvoll sein kann: bei gegebenen neurotischen Erscheinungen kann der Prozeß des Selbstwerdens zugleich auch zur Heilung der Neurose führen. Die Tiefenpsychologie fällt an ihren Grenzen mit Existenzerhellung zusammen, bedarf der persönlichen Nähe und Freundschaft in jeweils geschichtlicher Einmaligkeit. Die Psychotherapie, in ärztlicher Begrenzung, ist dagegen eine Anwendung von Techniken angebbarer Art, bleibt in hohem Maße unpersönlich, ist wiederholbar und lehrbar.

Während überall zwischen Menschen jene Kommunikation stattfindet oder stattfinden kann, die keiner wissenschaftlichen und ärztlichen Machbarkeit und Verfügbarkeit untersteht, und in der das Selbstwerden des Menschen durch Offenbarwerden sich vollzieht, ist in bezug auf Neurosen psychotherapeutisch weniger und mehr zu tun. Weniger als existentielle Kommunikation (so wohltätig diese dem Neurotiker sein mag und so unerläßlich sie menschlich für ihn ist, wenn er heilen soll), denn diese ist nicht nach Plan und Absicht und nicht beruflich zu leisten; und mehr als existentielle Kommunikation, sofern eine sachkundige Technik und durch Erfahrung erprobte Maßnahmen spezifische Wirkung haben.

Damit hängt die Beantwortung einer praktischen Frage zusammen. Es wäre grotesk, sich für die Leistung existentieller Kommunikation honorieren zu lassen. Honorar ist sinnvoll für technische Leistungen, die auf bestimmtem Wissen und einem lehrbaren Können allgemein anwendbarer und identisch wiederholbarer Art beruhen. Wie jedoch in jeder ärztlichen Therapie in seltenen Fällen an der Grenze eine existentielle Kommunikation zwischen Arzt und Patient beginnen kann, ohne Absicht und Willenszweck, so ist das bei der Psychotherapie im Prinzip nicht anders. Diese Kommunikation ist ein Hinzukommendes, das für Geld weder gesucht noch geleistet werden kann. Daher kann alles, was tiefenpsychologisch und existenzerhellend Aug in Auge zwischen zwei Menschen geschieht, nicht zum Prinzip und Zweck einer Therapie gemacht werden. Da ist etwas, das in allen menschlichen Beziehungen möglich ist, diese, wo sie wesentlich und schicksalhaft werden, trägt, aber außerhalb des do ut des steht.

c) *Universalisierung der Psychotherapie.* Die aufgestellten Unterscheidungen verwehren es nicht, psychotherapeutische Leistung für alle Menschen bereit zu halten, die z. B. in Schwierigkeiten ihres Berufs oder in für sie unlösbaren häuslichen, familiären Verstimmungen, oder ratlos vor Erziehungsaufgaben gegenüber ihren Kindern stehen. Auch im Gesunden gibt es Verstrickungen, die einer Lösung zugänglich sind. Methodisches Wissen und technisches Können in der Hand Begabter kann helfen, auch wo man nicht von psychopathologischen Phänomenen zu reden hat, manchmal erfolgreicher und nachhaltiger als bei Neurosen. Wie gelegentlich ein vernünftiges Wort im rechten Augenblick Wunder tun kann, gelegentlich Menschen durch eine Einsicht gleichsam der Star gestochen wird, so kann von Seelenführern vielleicht auch im institutionellen Zusammenhang Beträchtliches geleistet werden. Was hier möglich ist, ist nicht vorwegzunehmen.

Da hier ein Weg aus der ärztlichen Psychotherapie zu einem Eingreifen in Schwierigkeiten Gesunder, sofern ihnen seelisch beizukommen ist, beschritten wurde, ist für die Dauer Klarheit über den Sinn solchen Tuns unerläßlich. Daß der gesunde Mensch an sich vorläufig keine Neigung hat, sich in solchen Zusammenhängen behandeln zu lassen, zeigt das Wort, das man wohl gebraucht, wenn man jemanden helfen wollte, der sich weigerte: »Hätte er doch ein Symptom (d. h. eine neurotische Erscheinung), daß man Zugang fände, ihn im ganzen zu behandeln!«

Es wäre eine Gefahr für die Klarheit der Psychotherapie, wenn man zu der Grundhaltung käme: Psychotherapie sei für jeden Menschen notwendig und nicht nur ein Ausweg in der Not; die Not, um die es sich hier handelt, sei allen Menschen gemeinsam. Mit dieser Anschauung würde man das Maß vergessen. Denn der Mensch hilft sich selber in der Kommunikation mit dem Nächsten und Geliebtesten und im Zusammenhang mit den Glaubensgehalten, die ihm aus der Welt entgegenkommen. Nur in der Not – etwa beim Mangel jeder echten Kommunikation, im Zerfallensein mit der Umgebung, in der Glaubenslosigkeit einer entleerten Umwelt – tut er den Schritt, sich an den Fremden zu wenden, Honorar zu zahlen, sich zu offenbaren auf eine Weise, die gegen die Scham geht, welche nur durch die Not suspendiert wird. Es ist ein ungelöstes Problem, wie bei Unterscheidung ärztlicher Psychotherapie und allgemein-menschlicher Seelenberatung und Seelenführung die institutionelle Verwirklichung der Hilfe sich gestalten wird, d. h. ob der Weg zur Universalisierung der Psychotherapie als Seelenbehandlung für alle weiterbeschritten werden soll, oder ob am Ende eine neue Beschränkung auf die Psychotherapie der Neurosen unter der Voraussetzung des Urteils »krank« stattfinden wird.

3. DIE PERSÖNLICHKEIT DES PSYCHOTHERAPEUTEN. Vom Psychotherapeuten wird viel gefordert: Überlegene Weisheit, unbeirrbare Güte, untilgbare Hoffnung sollen sich zusammenfinden. Nur lebenwährende Selbstdurchleuchtung bei ursprünglich gehaltvollem Wesen kann auf den Weg zu diesem Ideal führen, auf dem das Wissen um die Grenzen des Menschseins und die eigenen Grenzen bescheiden hält. Sobald die Psychotherapie institutionell wird, einen durch Lehre und Ausbildung eigenen Stand hervorbringt, fragt es sich, was zu tun sei, die Chancen zu schaffen, daß *Persönlichkeiten von Rang* sich auswirken. Ausbildung, Auslese, Kontrolle wird Grenzen schaffen, um wenigstens Ungeeignete abzuwehren. Das ist hier um so mehr not-

wendig, als zu diesem noch im Werden begriffenen, noch durch keine ehrwürdige Überlieferung konsolidierten Beruf sich Entgleiste, Neurotiker, Neugierige drängen können.

a) *Den Maßstab errichten.* Wenn die Psychotherapie eine Zukunft hat, so wird man einst in repräsentativen menschlichen Gestalten anschauen, wie sie am vollendetsten geschieht. Das Persönliche spielt in der Psychotherapie anders als bei sonstigen sachlichen Leistungen eine zentrale Rolle. Das persönliche Vorbild ist wohl noch nicht da. Aber auch das größte Vorbild würde seine eigentümlichen Mängel und Grenzen haben und würde niemals nachzuahmen sein; es wäre vielmehr eine Orientierung und ein Ursprung von Ermutigung für nachfolgende Psychotherapeuten. Solange das persönliche Vorbild als öffentliche Gestalt, übersehbar in einem ganzen Leben, fehlt, hat man abstrakt zu erörtern, was zu fordern sei. Davon war in diesem Paragraphen überall die Rede. Von geistigen und ethischen Forderungen seien einige beispielsweise herausgegriffen:

Gegen die Neigung zur Sektenbildung. Die Psychotherapie braucht Glaubensgrundlagen, bringt diese aber selber nicht hervor. Daher ist für die Wahrhaftigkeit des Therapeuten notwendig, daß er erstens offen und bejahend wirklichem Glauben gegenüberstehen kann, zweitens, daß er der, wie die Erfahrung lehrt, fast unausweichlichen Neigung widersteht, aus der Psychotherapie eine weltanschauliche Lehre, aus dem Kreis von Psychotherapeut und Schülern und Patienten eine sektenartige Gemeinschaft hervorgehen zu lassen.

Auf meine Frage, ob bei einer hysterischen Patientin nicht vielleicht ein Psychotherapeut hinzugezogen werden sollte, antwortete mir ein Arzt: »Nein, sie ist eine gläubige Christin.« Diese Alternative gilt nun gewiß nicht in dieser Ausschließlichkeit, gilt aber in bezug auf alles, was in psychotherapeutischen Äußerungen weltanschaulichen Charakter hat. Psychotherapie, die Sekte wird, ist unfähig, eine Repräsentation öffentlich institutioneller Behandlung zu werden. Sie wird in privaten Zirkeln sich für eine Weile gestalten und sich wieder auflösen, es sei denn, daß ein Psychotherapeut ein erfolgreicher Religionsstifter würde. Gegen Ansätze zur Sektenbildung, zur Gruppierung um ausschließend verehrte Meister, zu psychotherapeutischen

Glaubenstendenzen kann nur ein Maßstab stehen, der fordert: Klarheit über die Säkularisierung des Glaubens als den allgemeinen Zustand des Zeitalters; Anerkennung großer Glaubensüberlieferungen, soweit sie noch lebendig sind; bei sich selbst Pflege philosophischer Grundhaltung als des allgemeinen Mediums des Wissens, Anschauens, Könnens; Klarheit darüber, daß diese Haltung angewiesen bleibt auf die Selbsterzeugung in jedem einzelnen Psychotherapeuten. Ein Psychotherapeut muß ein Mensch sein, der auf sich selber steht.

Gegen die Menschenverachtung. Die Art seiner Erfahrungen und die Notwendigkeit gewisser psychotherapeutischer Maßnahmen kann den Psychotherapeuten wohl zur Menschenverachtung bringen. Er fühlt sich dann als Dompteur der Bestien, legt sie in Hypnose um, exerziert die Widerwilligen. Es gibt beides: Neurosen, deren Gestaltung einen Adel des Menschen ausmacht, und deren Willen zur Behandlung rein und anständig, weil ohne verborgene Zwecke ist (sie machen die Liebe zu Neurotikern möglich, in denen eine Tiefe des Menschseins zur Erscheinung kommt), und es gibt die neurotischen Menschen, die nicht sie selbst werden, die durch eine Lebenslüge sich halten, Wirklichkeiten und Werte nicht als diese gelten lassen, sondern als Bedeutung für anderes verwenden und mißbrauchen (sie machen in Grenzfällen den Ekel vor dem Menschsein möglich). Vor der Menschenverachtung rettet den Psychotherapeuten allein seine Grundhaltung des Helfenwollens gegenüber dem Menschen als Menschen; hilft ihm das Bewußtsein der eigenen Schwäche und der eigenen Entgleisungen und des eigenen Versagens, die ihm in lebenwährender Erinnerung gegenwärtig bleiben, aber darin auch das Wissen um die Möglichkeiten des Gelingens, um das ursprünglich Entgegenkommende, das befreit und rettet. Wer den Beruf des Psychotherapeuten wählt, muß um die Schwere der Erfahrungen wissen, die ihm bevorstehen, und seiner Menschenliebe gewiß sein.

Gegen die entfremdende Einseitigkeit des Behandelns. Es ist die Gefahr, im Behandelten etwas anderes zu sehen als in sich selbst, an ihm wie an einem Naturobjekt zu arbeiten, das mich eigentlich nichts angeht. Aber seelisch findet der Mensch im anderen sich selbst. Nur dann kann er von innen helfen. Daher muß der Psychotherapeut sich selbst zum Gegenstand seiner Psychologie machen in mindestens dem gleichen Umfange und in gleicher Tiefe, wie er sie dem Behandelten zumutet.

b) *Zulassung zur Ausbildung.* Bei der Schwierigkeit des Berufs und der Höhe persönlicher Anforderungen ist es gut, daß der Zugang zur Psychotherapie unter mindestens so schweren Bedingungen der Lehre, Lebenserfahrung, praktischen Bewährung steht wie die Ausübung des ärztlichen Berufs, von dem diese Psychotherapie überhaupt nicht getrennt werden sollte. Nicht aber kann für die Aufgabe der Hilfe in Seelennot die Forderung ärztlicher Ausbildung als der allein möglichen Grundlage beibehalten werden. Alle Berufe, die eine intensive geistige Arbeit und Selbstdisziplinierung, Welterfahrung und Nähe zu Menschen gebracht haben, sind als Grundlage möglich. Nur reife Menschen können sich solcher Psychotherapie zuwenden. Daß die somatische Neurosenbehandlung Sache der Ärzte bleibt, ist ebenso natürlich, wie daß sie als Hilfskräfte Nichtärzte heranziehen können, und daß bei der Verbreitung der Psychotherapie auf Gesunde auch Nichtärzte eine wachsende Bedeutung gewinnen können.

c) *Die Ausbildung.* Es scheint eine wesentliche Frage, auf welche geistige Überlieferung neben der gegenwärtig zu erwerbenden praktischen Erfahrung ein psychotherapeutisches Studium zu gründen sei. Es ist wahrscheinlich, daß die Psychotherapie den ihr möglichen Rang nur erreicht, wenn sie außer von den Psychotherapeuten des letzten halben Jahrhunderts Kenntnis zu nehmen – die insgesamt sich doch auf Neurosen beschränken und philosophisch geringen Ranges waren –, zu den tiefen Quellen des Wissens vom Menschen zurückkehrt: Ein Bild des Menschen wäre in einer Anthropologie zu gewinnen, die sich nährt aus der griechischen Philosophie, aus Augustin, aus Kierkegaard, aus Kant, Hegel und Nietzsche. Der geistige und psychologische Maßstab steht heute noch nicht fest. Das Niveau ist noch außerordentlich schwankend. Nur die größten Meister dürften das Bild vom Menschen bestimmen und die Weise prägen, in der von der Seele gesprochen wird; sie müssen die Begriffe üben lehren, mit denen der Mensch sich selbst zu erhellen vermag.

d) *Kontrolle.* Eine Institution kann nur äußerlich eine Kontrolle üben, um den Psychotherapeuten Irrwege zu erschweren und Ungeeignete auch später auszuschließen.

1. Es ist zweckmäßig, gegen die Nivellierung in gegenseitigen Konventionen und gegen das Absinken in zerstreute Einzelbemühungen anzugehen, indem die Institution Chancen gibt: Der Ernst der Einsamkeit als Ursprung allen Ranges muß möglich bleiben durch freiesten Spielraum des Einzelnen aus seiner Initiative; die Bewährung muß im sinnvollen Agon zwischen den Psychotherapeuten erfolgen, sie müssen sich sehen in dem, was sie leisten (soweit es sichtbar werden kann), sie müssen sich sprechen, in Diskussion sich auseinandersetzen, in wissenschaftlichen Arbeiten und Entwürfen sich der Kritik aussetzen und diese ohne Einschränkung üben.

2. Psychotherapie bringt durch die Intimität spezifische Gefahren, die niemand besser als dem Psychotherapeuten selbst klar sind. Gelegentliche böse Nachreden dürften, wenn sie einmal richtig sein sollten, vereinzelte Entgleisungen betreffen. Sie genügen aber, um die Forderung zu prüfen: Wer im Zusammenhang mit seiner psychotherapeutischen Praxis auch nur ein einziges Mal in erotische Beziehung sexuellen Charakters zu seinem Patienten tritt, darf nicht mehr Psychotherapie treiben.

Eine andere Forderung könnte naheliegen: Wer, ob Mann oder Frau, Personen des anderen Geschlechtes psychotherapeutisch behandelt, müßte verheiratet sein; was beim katholischen Priester durch die Autorität einer geglaubten Transzendenz möglich sein mag, ist im Durchschnitt bei säkularisierten Psychotherapeuten nicht immer zu erwarten. Diese Forderung scheint das Problem zu einfach lösen zu wollen. Heirat bringt keine Garantie, der Unverheiratete kann tadellos sein. Das zu fordernde seelische Niveau des Psychotherapeuten ist von dem Faktum seiner ehelichen Bindung nicht entscheidend, wenn auch fördernd bestimmt.

Das hier vorliegende Problem ist kaum erörtert, nur berührt in den psychotherapeutischen Theorien von der »Übertragung«. Daß der Psychotherapeut als Person eine entscheidende Funktion im seelischen Prozeß bei dem Behandelten gewinnt, ist unausweichlich. Die Aufgabe ist die Verbindung dieser *persön-*

lichen Funktion mit undurchbrechbarer *Distanz*, ist die Wahrung der Objektivität und die Ausschaltung der Privatperson des Psychotherapeuten bei der unerläßlichen einzigartigen Indiskretion der tiefenpsychologischen Erhellung. Im Persönlichen muß ein Unpersönliches das Wirksame sein. Schon ein geselliger Verkehr ist zwischen dem Psychotherapeuten und seinen Patienten verfehlt, ihre Beziehung ist, wenn sie sich rein verwirklichen soll, begrenzt auf den psychotherapeutischen Umgang. Gelingt aber die Distanzierung nicht, so sind die Gefahren offenbar. Wo in die Verehrung des Trägers der heilenden Seelenführung sich ein Moment des Begehrens, gegenseitigen privaten Attachements einmischt, ist im Prinzip alles verloren. Wenn gar einmal eine Theorie entstände, die erotische Bindung der Frau an den Psychotherapeuten und ihre erotische Befriedigung durch ihn sei der Hebel der Gesundung (in heutigen Worten: sei die wirksamste Übertragung und deren Lösung), so würde die Psychotherapie zum raffiniertesten Medium der Verführung. Die endlosen Abwandlungen in der Rolle des Therapeuten als Arzt, Heiland, Geliebter sind historisch an gnostischen Sekten zu studieren.

Nachweis der Texte

Die Idee des Arztes: Vortrag, gehalten beim Festakt des Schweizerischen Ärztetages vom 6. Juni 1953 in Basel. Gedruckt in: »Schweizerische Ärztezeitung« 1953, Nr. 27, danach in »Philosophie und Welt«, München 1958, S. 169–183, zuletzt in »Wahrheit und Bewährung«, München 1983, S. 47–58.

Arzt und Patient: »Studium Generale« 1953, 6. Jahrgang, Heft 8, danach in »Philosophie und Welt«, München 1958, S. 184–207, zuletzt in »Wahrheit und Bewährung«, München 1983, S. 59–78.

Der Arzt im technischen Zeitalter: Vortrag, gehalten auf der 100. Tagung der Gesellschaft Deutscher Naturforscher und Ärzte 1958 in Wiesbaden. Gedruckt in: »Klinische Wochenschrift«, November 1958, danach in »Philosophische Aufsätze«, Frankfurt a. M. / Hamburg 1967, S. 121–123, zuletzt in »Wahrheit und Bewährung«, München 1983, S. 79–98.

Zur Kritik der Psychoanalyse: Gedruckt in »Der Nervenarzt« 1950. Zum 70. Geburtstag Hans W. Gruhles, danach in »Rechenschaft und Ausblick«, München 1958, S. 260–271, zuletzt in »Wahrheit und Bewährung«, München 1983, S. 99–107.

Wesen und Kritik der Psychotherapie: Auszug aus »Allgemeine Psychopathologie«, Springer-Verlag Berlin, Heidelberg, New York, 9. Auflage 1973 (1. Auflage 1913), S. 661–686 und 695–699, als Einzelveröffentlichung unter diesem Titel als Band 82 der »Piper Bücherei«, München 1955 erschienen.

Karl Jaspers

Das Wagnis der Freiheit

Gesammelte Aufsätze zur Philosophie. Herausgegeben von Hans Saner. 365 Seiten. Leinen

Karl Jaspers ist noch immer ein Philosoph von großer Aktualität. Viele seiner wichtigsten Reden und Aufsätze zur Philosophie waren zuletzt nur schwer oder überhaupt nicht greifbar.

Jaspers erweist sich hier erneut als glänzender Stilist, der die seltene Begabung hatte, die existentielle Bedeutung der Philosophie noch in ihren abstraktesten Fragen spürbar zu machen. Da er ohne Jargon schrieb, sind seine Texte gegenwärtig und modern geblieben.

Sich nicht Probleme ausdenken, sondern die Probleme, die sich existentiell zeigen, bedenken – dies war die Losung seines Philosophierens. Und er wollte geistig etwas bewirken. Einige seiner Reden waren Marksteine in der Entwicklung des europäischen Geistes der Nachkriegszeit – so die berühmte Rede »Vom europäischen Geist«, die Jaspers 1946 in Genf vor einer illustren Schar von Intellektuellen (u. a. Georg Lucács, Georges Bernanos, Stephen Spender und Julien Benda) gehalten hat. Es war dies der Anfang einer neuen Zeit, und Jaspers war eine ihrer Leitfiguren.

Karl Jaspers

Denkwege

Ein Lesebuch. Auswahl und Zusammenstellung der Texte von Hans Saner.
157 Seiten. SP 385

Diese Auswahl aus dem Gesamtwerk von Karl Jaspers könnte auch den Titel »Jaspers für den Tag« tragen.

»Jaspers, das ist, zumal in der deutschen Philosophie, der seltene Fall eines Denkers, der mit zunehmendem Alter immer weltoffener wurde und dadurch lernfähig blieb.«
Hans Saner

Einführung in die Philosophie

Zwölf Radiovorträge.
128 Seiten. SP 13

Freiheit und Wiedervereinigung

Über Aufgaben deutscher Politik.
Vorwort von Willy Brandt.
Mit einer Nachbemerkung zur Neuausgabe von Hans Saner.
126 Seiten. SP 1110

Die großen Philosophen

968 Seiten. SP 1002

Kleine Schule des philosophischen Denkens

183 Seiten. SP 54

Die maßgebenden Menschen

Sokrates, Buddha, Konfuzius, Jesus. 144 Seiten. SP 126

Philosophie I–III

Drei Bände in Kassette.
Zus. LXVIII, 1056 Seiten.
SP 1600
Erster Band: Philosophische Weltorientierung.
Zweiter Band: Existenzerhellung.
Dritter Band: Metaphysik.

»Seit 1924 wurde planmäßig ein Werk vorbereitet, das im Dezember 1931 unter dem Titel ›Philosophie‹ in drei Bänden erschien... Es wurde nicht aus einem Prinzip entworfen, sondern wuchs zusammen. Die Ordnung des Ganzen war zweiten Ranges. Ausgeschieden wurde, was nicht notwendig zur Sache gehörte. Diese Sache war die Frage, was Philosophie sei, in welchen Dimensionen sie sich bewege, dies aber nicht nur im Sprechen darüber, sondern in der Entfaltung konkreter Erfahrungen... Solche Arbeit ist zwar Arbeit mit Planen und Lenken. Aber sie gelingt nur, wenn ständig etwas anderes zur Wirkung kommt: das Träumen... Mir scheint: Wer nicht täglich eine Weile träumt, dem verdunkelt sich der Stern, von dem alle Arbeit und jeder Alltag geführt sein kann.«
Karl Jaspers über seine »Philosophie«

Karl Jaspers

Psychologie der Weltanschauungen

515 Seiten. SP 1988

Die Schuldfrage

Von der politischen Haftung Deutschlands.
89 Seiten. SP 698

Die Sprache · Über das Tragische

143 Seiten. SP 1129

Von der Wahrheit

1103 Seiten. SP 1001

»Hier haben sich wissenschaftliche Spekulation und tiefe Weisheit in einzigartiger Weise vermählt. Mitten zwischen den abstraktesten Untersuchungen finden sich allerorten Formulierungen von einer Tiefsicht und Lebensweisheit, daß sie ohne Vorbehalt in den eigenen Besitz übergehen.«
Südwestfunk

Was ist Erziehung?

Ein Lesebuch. Textauswahl und Zusammenstellung von Hermann Horn. 300 Seiten. SP 1513

Dieses Lesebuch ist der umfassend angelegte und geglückte Versuch, aus dem philosophischen Gesamtwerk von Karl Jaspers alle Aussagen über Erziehung und Bildung in ihrer ganzen Vielfalt zusammenzufassen. Jaspers definiert Erziehung und Bildung als große humane und soziale Aufgabe.

Max Weber

Gesammelte Schriften. Mit einer Einführung von Dieter Henrich.
128 Seiten. SP 799

Was ist Philosophie?

Ein Lesebuch. Herausgegeben von Hans Saner. 416 Seiten. SP 2282

Wohin treibt die Bundesrepublik?

Tatsachen, Gefahren, Chancen.
Einführung von Kurt Sontheimer.
281 Seiten. SP 849

Martin Heidegger /
Karl Jaspers

Briefwechsel 1920–1963

Herausgegeben von Walter Biemel und Hans Saner. 299 Seiten mit 4 Abbildungen auf Tafeln.
SP 1260

»Gleichsam unter den Augen des Lesers werden Hoffungen genährt, Erwartungen geweckt, gemeinsame Projekte ins Auge gefaßt, Enttäuschungen bereitet, Verwandtschaft und Fremdheit zum Ausdruck gebracht, Schuld und Versagen einbekannt oder auch geleugnet.«
Süddeutsche Zeitung

Volker Spierling

Kleine Geschichte der Philosophie

50 Porträts von der Antike bis zur Gegenwart. 374 Seiten. SP 983

Wer sich mit der Philosophie beschäftigen möchte, stellt bald fest, daß es kaum eine leichtverständliche Einführung gibt. Volker Spierlings Kleine Geschichte der Philosophie des Abendlandes füllt diese Lücke auf amüsante Weise. Sie präsentiert fünfzig der wichtigsten Philosophen von Thales bis Popper, stellt deren Denken in den Zusammenhang ihrer Lebensumstände und gibt weiterführende Hinweise zum Studium ihrer Werke. Sie setzt nichts voraus als die Bereitschaft zu freiem, spielerischem Denken und ist für junge Leser besonders gut geeignet.

»Philosophie ist für alle da. Ihre Fragen gehen jeden an, und ihre Antworten ermuntern zum Nach- und Weiterdenken, bereichern und gestalten die eigene Geisteshaltung.« Diese Überzeugung ist Volker Spierling aus seiner langjährigen Lehrtätigkeit erwachsen und liegt der »Kleinen Geschichte der Philosophie« zugrunde. Fünfzig Philosophen von der Antike bis zur Gegenwart werden vorgestellt, und es werden die zentralen Punkte ihres Denkens erläutert. Die Auswahl der Philosophen repräsentiert annähernd das gesamte Spektrum der abendländischen Philosophie.

»In der Philosophiegeschichte ist nichts aus zweiter Hand. Volker Spierling entwickelt seine Porträts aus den originalen Texten, und er will die Neugier des von speziellen Vorkenntnissen unverdorbenen Lesers auf das authentische philosophische Wort lenken.«

Albert von Schirnding,
Süddeutsche Zeitung

Die Philosophie des 20. Jahrhunderts

Ein Lesebuch. Herausgegeben von Volker Spierling. 525 Seiten. SP 547

In diesem Lesebuch des Tübinger Philosophen Volker Spierling werden die Positionen der wichtigsten, originellsten, aber auch der bedenklichsten Philosophen beziehungsweise Philosophien unseres Jahrhunderts vorgestellt.